ÉTUDE

SUR LA

SEPTICÉMIE INTESTINALE

ACCIDENTS CONSÉCUTIFS A L'ABSORPTION
DES MATIÈRES SEPTIQUES PAR LA MUQUEUSE DE L'INTESTIN

PAR

Le Dr Gaston HUMBERT,

Ex-interne lauréat des hôpitaux de Paris,
Aide d'anatomie à la Faculté.

PARIS

LIBRAIRIE J.-B. BAILLIÈRE ET FILS,

19, rue Hautefeuille, 19, près le boulevard Saint-Germain.

1873

ÉTUDE

SUR LA

SEPTICÉMIE INTESTINALE

ACCIDENTS CONSÉCUTIFS A L'ABSORPTION DES MATIÈRES SEPTIQUES PAR LA MUQUEUSE DE L'INTESTIN

PAR

Le Dr Gaston HUMBERT

Ex-interne lauréat des hôpitaux de Paris,
Aide d'anatomie à la Faculté.

PARIS

LIBRAIRIE J.-B. BAILLIÈRE et FILS,

19, rue Hautefeuille, 19, près le boulevard Saint-Germain.

1873

ÉTUDE

SUR LA

SEPTICÉMIE INTESTINALE

Accidents consécutifs à l'absorption des matières septiques par la muqueuse de l'intestin.

———

Les matières septiques qui naissent en dehors de l'organisme y pénètrent par des surfaces accidentelles ou normales. Aux surfaces accidentelles se rapportent les plaies, les ulcérations, les foyers purulents ; aux surfaces normales, la peau, le tissu cellulaire, les cavités closes et le tube digestif.

L'intestin, partie fondamentale de ce dernier appareil, renferme dans un grand nombre d'états pathologiques des substances putrides, et les absorbe. C'est l'empoisonnement consécutif à leur passage dans le sang par cette voie que nous nous sommes proposé d'étudier, et que nous appelons, à cause de son origine, *septicémie intestinale*.

Le sujet que nous abordons est à peine ébauché par les auteurs qui ont écrit sur la septicémie. Les uns n'en parlent qu'indirectement ; les plus récents ne font que l'indiquer. Pour mener à bonne fin une pareille étude, il

faudrait certainement posséder des matériaux plus solides et plus nombreux que ceux dont nous pouvons
disposer. Toutefois, nous appuyant sur les recherches
des physiologistes et sur les faits que nous avons re-
cueillis au lit des malades, nous exposerons nos idées
sur cette forme particulière et peut-être trop méconnue
de septicémie ; sans nous dissimuler que ces idées n'au-
ront de valeur réelle qu'autant qu'elles seront soumises, d'une manière plus complète, au contrôle de
l'observation clinique et de l'expérimentation.

CHAPITRE I.

Des matières putrides au point de vue de la septicémie en général.

Nous n'avons nullement la prétention de dire ici le dernier mot sur une question qui, malgré les nombreux et importants travaux dont elle a été l'objet depuis quelques années, n'est peut-être pas encore définitivement résolue. Mais nous serons obligé, dans le cours de cette étude, de parler à chaque instant de matières septiques et de septicité, de putréfaction, de putridité et de matières putrides. C'est pourquoi nous croyons qu'il n'est pas sans intérêt de chercher à établir le sens exact qu'on doit attacher à chacun de ces mots.

Connaître les poisons septiques, c'est connaître aussi la septicémie, puisqu'elle n'est, comme son nom l'indique, que le résultat de leur introduction dans l'organisme. Aussi est-ce à définir autant que possible leur nature, leur origine et leurs propriétés que nous devons surtout nous appliquer.

La nature intime, la composition chimique de tous les produits toxiques n'étant pas parfaitement connue, il a bien fallu se fonder, tout d'abord, pour établir des classifications, sur leur manière d'agir, sur les accidents qu'ils déterminent. Or, il fallait que ces accidents, quelle que fût d'ailleurs leur cause première, présentassent au moins une certaine analogie dans leurs manifestations, leur marche et leur durée, pour qu'on pût les grouper dans un même cadre et leur assigner une même origine. Car rien ne peut faire admettre, *à priori*, l'identité des causes, si ce n'est l'identité des effets. Un certain nombre de symptômes, tels que l'adynamie, le délire, les hémorrhagies, la gangrène, furent de tout temps les attributs des poisons septiques ; c'est à eux, en un mot, qu'il faut rapporter ce que les anciens appelaient *putridité* ; expression synthétique, résumant tout un ensemble de phénomènes graves, observés dans des cas différents, il est vrai, mais que leur allure spéciale avait permis de réunir sous une même dénomination.

Cependant, ce n'étaient là que des données encore incertaines, et si l'observation clinique n'était pas en défaut, la classe des poisons septiques était loin d'être nettement établie. De nos jours, en cherchant à lui assigner des limites plus précises, on les a tantôt trop élargies, tantôt trop resserrées. C'est ainsi que quelques auteurs y font entrer des matières qui s'en éloignent, non-seulement par leur nature, mais même par les effets qu'elles produisent. Témoin Grisolle, qui n'hésite pas à y ranger indistinctement tous les venins et tous les virus, et qui compte même au nombre des maladies septiques la syphilis, sans qu'on puisse concevoir sur quelle analogie étiologique ou symptomatologique il a pu s'appuyer pour réunir des affections aussi essentiellement distinctes. D'autre part, on n'a étudié les poisons septiques que dans les affections chirurgicales ; on s'est borné à faire de la septicémie une phase de ce processus qui commence à la fièvre traumatique pour se terminer à l'infection purulente,

Hüter (1) nous dit : « Peut-être que le processus que nous nommons putréfaction renferme un certain nombre de variétés, et qu'alors il faudrait reconnaître un certain nombre de septicémies ; mais, en attendant que ces diverses formes de la putréfaction soient mieux connues, nous considérerons la septicémie comme une véritable entité morbide.» Ainsi les uns généralisent trop et font naître la confusion ; les autres se renferment dans un cercle trop étroit.

M. Blum (2), dans sa thèse inaugurale sur la septicémie chirurgicale aiguë, divise les matières septiques en trois classes :

1° Substances excrémentitielles, anormalement retenues dans l'organisme, et occasionnant les affections connues sous le nom d'urémie, cholémie, ammoniémie, etc. ;

2° Substances septiques formées sur place par suite de certaines altérations encore mal définies des éléments anatomiques (inflammations, suppurations, gangrènes) ;

3° Substances septiques développées en dehors du malade et absorbées par lui (miasmes).

Cette énumération sommaire nous montre déjà qu'il n'y a pas que le pus ou la sérosité putride baignant la surface d'une plaie ou infiltrés dans les tissus qui puissent causer la septicémie, et que celle-ci n'est rien moins qu'une entité morbide. La plupart de nos organes, le sang lui-même, peuvent devenir primitivement des foyers de matières septiques. Ils en contiennent, à

(1) Hüter, Compendium de Pitha et Billroth, art. Septicémie.
(2) Blum, De la Septicémie chirurgicale aiguë. Thèse de Strasbourg, 1870, p. 1.

l'état normal, qui n'ont besoin que d'une occasion pour
manifester leur puissance. En effet, l'homme n'est pas
seulement empoisonné par des agents qui se déve-
loppent en dehors des vaisseaux, et qu'on peut, en
général, considérer comme de véritables corps étran-
gers. Il est encore empoisonné, dans un grand nombre
de cas, par des substances nées des actes physiologiques de la nutrition, au sein même de l'organisme.
Faut-il faire de cette variété de produits toxiques une
classe à part ? Faut-il seulement, pour leur faire place,
élargir celle des poisons qu'on a désignés jusqu'ici sous
le nom de septiques ? Pour nous, c'est à ce dernier
parti qu'il faut s'arrêter. Quand on compare, au point
de vue des états morbides qu'elles déterminent, les
matières septiques, telles qu'on les comprend habituellement, et celles qui se forment aux dépens des
métamorphoses des tissus, on trouve des analogies
frappantes ; quand on compare leur origine et leur
nature, on trouve plus que des analogies : on constate
une identité. C'est pourquoi nous ne saurions trop ap-
prouver M. Blum d'avoir réuni dans un même groupe
deux ordres de substances toxiques qui sont restées
trop longtemps séparées, tandis que tout justifie leur
rapprochement. Cependant, sa classification, si juste et
si précise qu'elle soit, ne comble pas encore toutes les
lacunes, ne lève pas toutes les difficultés ; elle nous
indique plutôt les variétés des matières septiques,
qu'elle ne nous donne une idée exacte de leur véritable nature. Aussi revient-il lui-même sur l'embarras
qu'on éprouve à classer les accidents qu'on comprend
sous le nom générique de septicémies : « Cela tient sans
doute, dit-il, à ce que le processus putride n'est pas

unique, et à ce que les substances que l'on désigne en bloc sous le nom de *septiques* jouissent de propriétés virulentes plus ou moins intenses » (1).

Nous sommes parfaitement convaincu qu'il y a plusieurs variétés de matières septiques ou putrides (ces deux mots doivent être considérés comme absolument synonymes) ; mais nous ne pensons pas qu'il soit nécessaire d'admettre pour cela plusieurs variétés dans le processus qui leur donne naissance. Nous croyons qu'on peut, dans l'étude clinique des septicémies, multiplier les divisions sans enlever en rien au phénomène primordial son caractère spécial, son unité fondamentale. Il y a là une contradiction apparente ; c'est en cherchant à l'expliquer que nous espérons montrer quelle est, à notre avis, la nature des substances qu'on peut appeler septiques, et par conséquent à quels états morbides on est en droit d'appliquer le nom de septicémies.

Les matières septiques se divisent d'elles-mêmes, quant à leur origine, en deux ordres principaux : produits de désassimilation, produits de putréfaction proprement dite. Or, ce que nous cherchons à prouver, c'est qu'entre les matières toxiques qui naissent de la putréfaction (dans son sens le plus vulgaire et aussi le plus restreint), et celles qui naissent de la désassimilation, il n'existe, au point de vue de leur nature, aucune différence réelle. Cependant, les divisions établies semblent leur assigner un double mode de formation ; car les unes sont engendrées par un acte essentiellement vital, la dénutrition ; les autres par la putréfaction,

____

(1) Blum, loc. cit., p. 58.

qui implique l'idée de mort et de phénomène cadavérique, ou tout au moins d'inertie de la matière. Mais si ces expressions offrent chacune, dans le langage usuel, un sens différent, il nous semble qu'on peut n'en pas tenir compte quand on se place à un point de vue plus élevé, et qu'on cherche à généraliser autant que possible les idées qui se rattachent à un même ordre de phénomènes. En réalité, il n'y a ni assimilation, ni désassimilation, ni putréfaction ; ce ne sont que des mots qui servent à distinguer certaines séries dans les transformations de la matière, suivant que par sa composition elle se rapproche des tissus vivants ou qu'elle s'en éloigne. Il n'y a, au fond, que de la combustion, combustion qui ne cesse jamais, qui commence avec la vie de l'homme pour se continuer avec celle de la plante, et réciproquement, combustion qui, à quelque période qu'on l'étudie, s'exprime toujours par un fait unique, l'action de l'oxygène sur la matière.

Les élements immédiats de tout être organisé et ceux de toutes les matières putrides sont les mêmes. Ce sont : l'oxygène, l'hydrogène, le carbone, l'azote et quelques substances minérales. Ces éléments, affectant déjà certaines combinaisons avant leur introduction dans l'organisme, en forment dans son intérieur de nouvelles qui ont pour résultat de les rendre assimilables aux divers tissus qui le composent. Puis, à mesure qu'ils ont donné à la nutrition tout ce qu'elle pouvait en attendre, par des transformations successives dont l'oxydation est le fait capital, ils sont éliminés par des voies et sous des formes différentes. Ces métamorphoses incessantes ont toujours pour dernier terme la production de l'eau, de l'acide carbonique et de l'ammoniaque; mais les phases par lesquelles nos diverses parties constituantes passent pour en arriver là sont innombrables; et ces phases se succèdent soit dans le corps lui-même pendant la vie, soit en dehors de lui ou après qu'il a cessé de vivre, ce qui, à ne considérer que les phénomènes chimiques, est absolument identique. Les éléments primitifs se combinant entre eux de mille manières, il arrive un moment où ces combinaisons sont inutiles et toxiques; et celles-ci diffèrent des combinaisons antérieures, utiles et assimilables, non par la qualité, mais seulement par la quantité réciproque de ces mêmes éléments, souvent par de simples changements isomériques. C'est ainsi que le principe nutritif par excellence, l'albumine, à part la petite proportion de soufre qu'elle renferme, a exactement la même composition chimique *qualitative* que la leucine, par exemple, dont les propriétés infectieuses sont hors de doute. L'acide butyrique, matière toxique, est formé, comme la graisse, d'oxygène, d'hydrogène et de carbone. Nous pourrions en dire autant des acides urique, lactique, acétique, des acides de la bile, de la créatine, de la créatinine, de la cholestérine, de l'urée, en un mot de tous les produits de la grande métamorphose régressive qui élimine incessamment des tissus tous les éléments désormais sans usage.

Toutes ces substances qui résultent de la désassimilation ont, à divers degrés, des propriétés toxiques que l'expérimentation et l'observation clinique ont depuis longtemps démontrées. Pour mieux comprendre comment celles qui naissent de la putréfaction proprement dite ont une action identique, il faut prouver que les deux processus sont identiques aussi, et qu'ils s'enchaînent naturellement l'un à l'autre.

La putréfaction n'est qu'un acte de désassimilation générale, dont la rapidité est favorisée et par le milieu ambiant et par le défaut d'apport de matériaux réparateurs. Sous l'influence de l'oxygène du sang, les tissus constamment humides, constamment élevés à une certaine température, se décomposent et forment, en se décomposant, des produits toxiques. Sous l'influence de l'humidité, de la température, de l'air ou de certains gaz (car la putréfaction ne se produit pas dans le vide), la matière organique, abandonnée à elle-même, se décompose de la même manière. Seulement, comme elle ne puise plus au-dehors les matériaux nécessaires à l'entretien de cette combustion, ses transformations ne sont plus limitées comme pendant la vie, mais elles se poursuivent librement jusqu'à la dissolution définitive, dont nous avons parlé, en ammoniaque, en acide carbonique et en eau. Et, de même que les produits de la désassimilation ne diffèrent des matières constituantes des tissus que par un changement de proportion dans la quantité de leurs éléments, de même les produits de la putréfaction ne diffèrent de ceux de la désassimilation que par de simples changements de rapports entre les quatre éléments principaux dont ils sont formés. Ainsi, depuis le moment où elle est séparée de l'organisme, auquel elle est devenue inutile, jusqu'au moment où elle retourne à son état le plus élémentaire, la matière organique subit une série de transformations qui s'accomplissent toutes dans les mêmes conditions générales, et qui ont pour effet de la faire passer du composé au simple ; et chaque métamorphose nouvelle s'accuse par le même résultat : la genèse de matières toxiques. Celles-ci représentent donc une échelle ininterrompue ; les différences qu'on trouverait peut-être à ne comparer que les produits extrêmes qui en occupent le haut et le bas, s'effacent d'un degré à l'autre ; la transition est insensible. C'est pourquoi nous appelons toutes ces matières, indistinctement, septiques ou putrides, et septicémies les maladies qu'elles provoquent. Qu'on ne nous reproche pas d'étendre trop loin le cercle de ces affections et de tomber dans une confusion contre laquelle nous avons été le premier à nous élever. Laissant de côté les divisions de la clinique, nous n'employons ici les mots septiques et septicémie que dans un sens tout à fait général ; mais il nous semble qu'en pathologie, aussi bien que dans les autres sciences, à l'unité de l'espèce il faut une dénomination unique, quitte à multiplier les termes, autant qu'il est nécessaire, pour distinguer les variétés.

Mais, nous dira-t-on, si vous admettez que la désassimilation et la putréfaction forment un processus unique, vous devez cependant reconnaître que cette dernière n'est pas seulement une simple combustion, mais bien une fermentation caractérisée par la présence d'infusoires microscopiques, et que, par conséquent, on peut la considérer comme distincte des actes intimes de la dénutrition. Cette objection est plus spécieuse que difficile à relever. En effet, d'une manière générale, on appelle fermentation un dédoublement des matières organiques avec production de gaz et de chaleur, et formation de substances nouvelles plus oxydées que celles qui leur ont donné naissance. Or, y a-t-il rien dans cet ordre de phénomènes qui s'éloigne assez de

ceux qui caractérisent la désassimilation pour en justifier l'isolement? Et cette chaleur, et ces produits de
dédoublement, n'est-ce pas à l'oxygène qu'ils sont dus?
La combustion n'est-elle pas toujours le fait capital?
Maintenant, que des ferments organisés puissent, par
leur contact, activer ces transformations de la matière,
c'est une question que nous n'avons pas à discuter.
Tous les auteurs ne regardent pas les infusoires,
vibrions ou bactéries, comme éléments indispensables
des matières putrides; mais, même en supposant qu'il
en soit ainsi, quelle est leur valeur réelle? Ce sont des
animalcules qui naissent dans les matières organiques
soit au contact de l'oxygène de l'air, soit sous l'influence
de celui qu'elles renferment; que l'on admette leur
génération spontanée ou la préexistance de leurs
germes, soit dans la matière elle-même, soit dans le
milieu où elle est située, peu importe. S'ils ne se déve-
loppent pas chez l'homme à l'état normal, c'est qu'ils
n'y trouvent pas les conditions nécessaires à leur développement; c'est que les matières organiques qui forment les tissus, ou même celles qui en sont éliminées,
n'ont pas encore subi un degré de décomposition assez
avancé pour favoriser leur apparition. On les trouve
seulement en abondance dans les corps putréfiés; on les
trouve aussi dans le sang des individus atteints de certaines maladies septiques; ce qui prouve simplement
que dans ces maladies l'économie est infectée par de
véritables produits de putréfaction, dans toute la force
du mot. En somme, quel est donc le rôle des vibrions
dans la production de la septicémie? En les considérant
comme partie essentielle des matières putrides, est-ce à
eux qu'en est due la putridité? Non. La putréfaction, en

effet, engendre des composés chimiques parfaitement
définis, tels que l'ammoniaque, le carbonate et le sulfhydrate d'ammoniaque, la leucine, la tyrosine, l'hydrogène sulfuré, etc. Tous ces corps sont toxiques à l'état
le plus pur. Il n'est donc pas besoin d'invoquer la présence d'un ferment organisé pour expliquer leur septicité. L'expérience, d'ailleurs, a déjà résolu cette question. C'est ainsi que, quand l'urine commence à se putréfier, ses éléments se dédoublent; il y a là une vraie
fermentation, et elle renferme d'innombrables vibrions;
mais si l'on neutralise les principes septiques par l'acide
acétique, on peut injecter le liquide encore rempli de
vibrions dans le tissu cellulaire sans occasionner aucun
accident. L'ammoniaque, au contraire, semble entrer
pour la plus grande part dans les effets septiques produits par l'urine altérée (1).

Ainsi donc, s'il y a des différences entre la désassimilation et la putréfaction, elles sont plus apparentes que
réelles. Seulement, les métamorphoses que subit la matière dans chacun de ces actes ne sont pas du même
degré et ne s'opèrent pas dans les mêmes conditions.
D'un côté, la vie, c'est-à-dire simplement le renouvel-
lement des tissus, incessamment décomposés, par les
matériaux puisés au-dehors; de l'autre, la libre pour-
suite de cette décomposition sous l'empire de toutes les
influences extérieures. Mais, dans l'un et l'autre cas, le
phénomène général et ses produits conservent toujours
le même caractère fondamental, et ce processus peut se
résumer ainsi : combustion de la matière, grâce à
l'oxygène de l'air ou du sang; réaction des éléments

(1) Menzel, Wien. med. Wochens., XIX.

constituants les uns vis-à-vis des autres, avec dégagement de chaleur ; formation de produits de dédoublement, dont les plus avancés favorisent la genèse d'êtres microscopiques, lesquels peuvent à leur tour accélérer la décomposition organique ; en dernière analyse, retour de la matière à l'état originel qu'elle présentait quand la plante l'a puisée dans le sol pour en commencer la première élaboration.

Si nous nous sommes bien fait comprendre dans les pages qui précèdent, on voit que pour nous les matières qu'on désigne habituellement sous le nom générique de septiques ou putrides, à cause de la similitude de leurs effets, méritent aussi cette désignation unique par la similitude de leur origine et de leur nature ; ce qui permet non-seulement de classer plus facilement leurs variétés, mais encore d'établir nettement, sur des bases solides, leurs limites définitives. On voit, en un mot, qu'il est bien difficile de dire, à ne considérer que ces matières en elles-mêmes, où finit la désassimilation, où commence la putréfaction. Cela est si vrai qu'on peut trouver dans le sang ou dans les tissus des produits qui, plus tard, sont aussi engendrés par la putréfaction, et qui, isolés, et quelle que soit l'époque de leur genèse, ont toujours la même composition chimique et les mêmes propriétés.

La leucine, par exemple, se trouve précisément dans ces conditions. On nous dit, il est vrai : « qu'il faut distinguer la leucine qui n'est que le produit de la putréfaction des éléments histogénétiques de celle qui résulte d'une décomposition physiologique au sein de l'organisme (1). » Mais pourquoi cette distinction ? Sans doute parce

(1) Frey, Traité d'histologie et d'histochimie, Paris, 1871, p. 41.

qu'elle répond à une idée naturelle, celle du temps,
c'est-à-dire celle du rapport et de la succession des transformations organiques. Mais si l'on ne tient compte que
de la substance en elle-même, que de sa genèse, de sa
composition, de son action, la division mérite-t-elle
réellement d'être conservée? Non, car séparer arbitrai-
rement deux produits dont l'analyse et l'expérimentation démontrent l'identité absolue, uniquement parce
que l'un se forme pendant la vie et l'autre après la
mort, ce serait, au mépris des idées actuelles les plus
répandues, créer entre des phénomènes tout à fait analogues une différence imaginaire; ce serait croire que
la matière peut tantôt être *animée*, tantôt ne l'être pas,
et qu'elle obéit pendant une certaine période à des lois
préétablies qui seraient la cause des activités physiques,
au lieu d'en être la simple expression; comme si elle
n'était pas constamment, éternellement active, et active
par elle-même, aussi bien dans un corps en putréfaction que dans l'être vivant le plus parfait et le mieux
organisé.

En vertu de leur nature commune, les matières septiques ont une propriété commune aussi, la putridité,
propriété essentielle, fondamentale, qui ne leur manque
jamais, et qui donne à chacune des maladies dans les
quelles elles jouent un rôle son cachet spécial. C'est elle
qui permet de réunir, en clinique, dans le groupe des
septicémies, des affections dont l'analogie, à n'envisager que quelques symptômes isolément, aurait pu être
aisément méconnue; mais, que la maladie s'appelle
urémie ou fièvre typhoïde, ictère grave ou fièvre puerpérale, phlegmon diffus ou charbon, quels que soient
sa forme, son intensité, ses caractères accessoires, on

Humbert.   2

pourra toujours y reconnaître une maladie putride, et cette vieille dénomination est celle qui, à notre avis, répond le mieux à l'expression moderne de septicémie.

Mais, à côté de cette propriété générale, nous sommes loin de refuser aux matières putrides des propriétés particulières, inhérentes à chacune d'entre elles. En effet, si nous croyons qu'elles naissent d'un processus unique, nous avons reconnu qu'elles ne naissent pas toutes dans les mêmes conditions, qu'il y a des différences dans le lieu et l'époque de leur genèse, dans le rapport et le degré d'oxydation de leurs éléments, différences qui peuvent en faire admettre un grand nombre de variétés. La cholestérine et les matières extractives de l'urine, par exemple, sont deux variétés de matières septiques, de même que la cholestérémie et l'urémie sont deux variétés de septicémies. Mais est-ce une raison, parce que la plupart de ces substances ont des qualités accessoires distinctes, pour n'en pas faire une même espèce ? Nous ne le croyons pas ; et notre pensée à ce sujet est bien exprimée par Billroth (1), quand il fait remarquer qu'il ne faut pas nier aux poisons septiques, à cause de leurs propriétés communes, des propriétés spécifiques, et qu'il compare ces actions secondaires à l'action caractéristique de la belladone sur l'iris, de l'opium sur l'intestin, de la digitale sur le cœur, ce qui n'a pas empêché de les ranger, en vertu de l'unité de leur pouvoir stupéfiant, dans une seule grande classe, celle des narcotiques. La virulence spéciale à certaines matières putrides, dont parlent les auteurs, n'a donc rien de contraire aux idées que nous avançons. Une

(1) Billroth, Éléments de pathologie chirurgicale générale, Paris, 1868, p. 313.

substance peut être appelée virulente, pour parler exactement, quand elle provoque toujours les mêmes effets,
locaux ou généraux, et qu'elle est susceptible de se trans-
mettre avec les mêmes caractères d'un sujet à un autre.
Cette transmissibilité caractérise essentiellement les virus. Or, quand un poison septique est virulent, il ne faut
pas croire, parce qu'il a un effet particulier, qu'il ait une
nature particulière aussi ; seulement, en vertu de certaines conditions encore mal définies, il emprunte une
qualité nouvelle à l'individu ou au milieu dans lequel il
se développe. Et dans toute septicémie virulente, indé-
pendamment des manifestations dues à la spécificité
de l'agent toxique, on saisira toujours les grands
caractères de l'infection du sang par la matière putride.

L'action infectieuse des matières putrides est-elle due
à un poison spécial, qu'on peut découvrir et isoler dans
chacune d'elles, ou seulement à certaines combinaisons
chimiques de leurs éléments ? Après avoir lu l'exposé
qu'a fait M. Blum des recherches des auteurs sur ce point,
on reste dans le doute ; aussi devons-nous nous tenir à
cet égard dans une réserve que nous commandent à la
fois notre incompétence et l'incertitude des plus autorisés. Cependant, s'il nous est permis d'exprimer notre
opinion, nous croyons qu'il n'est pas nécessaire d'admettre ici un poison particulier, une véritable entité
toxique, dont l'existence nous paraît non-seulement
contraire à la théorie que nous soutenons, mais encore
absolument inutile. La composition chimique de certaines matières septiques est aujourd'hui parfaitement
connue ; pourquoi n'arriverait-on pas, dans un temps
indéterminé, à connaître celle des autres ? Nous savons

fabriquer de toutes pièces des substances, telles que l'urée, par exemple, absolument identiques à celles qui résultent physiologiquement de la désassimilation. Ne peut-on pas supposer que les combinaisons des éléments qui constituent les produits de l'inflammation, de la gangrène, de la putréfaction proprement dite, en un mot de toutes les substances putrides, seront un jour mises à nu, sans qu'il soit besoin d'invoquer, pour expliquer la putridité, un agent spécial, encore imaginaire, et qui ne sert aujourd'hui qu'à déguiser notre ignorance? Quant à la virulence des matières septiques, la question est plus obscure encore. Si l'on peut définir un virus, en vertu de la certitude et de la constance de ses effets, on n'est jamais parvenu à en isoler aucun ; on ne sait sous qu'elle forme il se transmet. Toutefois, si nous avons refusé aux vibrions toute participation directe à la septicité des matières putrides en général, nous ne sommes pas éloigné de croire qu'ils peuvent, dans certains cas, servir de véhicules aux principes virulents.

Nous devons ajouter, pour terminer cet exposé, que si les matières putrides ne sont pas toutes également toxiques, elles peuvent quelquefois ne déterminer aucun accident et rester absolument sans effet. C'est qu'à certains degrés d'oxydation la matière organique est inoffensive, c'est « qu'elle passe plusieurs fois par des intermédiaires moléculaires qui la rendent tantôt septique, tantôt indifférente, avant d'avoir atteint sa complète décomposition » (1). N'est-ce pas là une preuve nouvelle à l'appui de notre opinion qu'il n'existe pas de sub-

(1) Chalvet, Physiologie pathologique de l'inflammation. Thèse d'agrégation, Paris, 1869.

stance particulière qu'on puisse appeler poison septique, et que les matières putrides ne doivent leur activité qu'à l'état chimique de leurs parties constituantes ? Car si ce poison existait réellement, si sa genèse était intimement liée aux processus putréfiants, si la putridité ne relevait que de lui, toutes les matières nées de ces processus seraient également toxiques, puisqu'elles ont toutes la même nature et la même origine.

On pourrait conclure des idées que nous avons émises jusqu'ici que l'homme, à l'état normal, subit chaque jour un certain degré de putréfaction. Si nous ne craignions de paraître trop hardi en généralisant une expression à laquelle le langage usuel attache un sens si différent, nous n'hésiterions pas à l'affirmer ; mais au fond notre réponse sera la même, si nous disons que tous les jours l'homme crée en lui-même des matières putrides. Nous ne tenons pas à un mot, mais seulement à la pensée qu'il exprime.

La désassimilation, en effet, engendre incessamment des produits septiques ; s'ils n'empoisonnent pas dans l'état physiologique, cela tient non à leur qualité, mais seulement à leur quantité insuffisante, trop restreinte pour qu'ils puissent agir d'une manière efficace. Mais que leur proportion augmente, la septicémie apparaît. Nous avons à chaque instant sous les yeux les effets évidents de la trop grande activité du mouvement nutritif, et de son influence sur l'organisme.

L'inanition nous offre le type le plus frappant de cette désassimilation exagérée. Le sang reçoit constamment par le poumon de l'oxygène, et les tissus ne reçoivent plus, par l'intestin, de matériaux pour réparer leurs pertes. Au contact de cet oxygène, ils brûlent ; le sang se remplit de produits de suroxydation, de matières extractives, il se charge de substances putrides. Le trouble de toutes les fonctions, la fétidité caractéristique de l'haleine et des sécrétions cutanées et intestinales, les sueurs, les hémorrhagies, la stupeur physique et intellectuelle, le délire, tout est marqué au coin de la putridité. L'individu se consomme lui-même ; il se décompose sous l'influence d'une combustion trop vive, et les produits de cette combustion, accumulés dans le sang, en font un véritable liquide septique. L'inanition est le type de la septicémie autochtone. Tout le monde connaît le typhus famélique, dont Virchow a fait une étude spéciale ; pour nous, sans méconnaître la valeur des influences extérieures, du milieu, de la contagion, la cause première, fondamentale, de la maladie réside dans les sujets eux-mêmes, dans ces individus déjà à demi empoisonnés par eux-mêmes, et dont les sécrétions, l'exhalation pulmonaire, les déjections, empoisonnent encore l'air qu'ils respirent.

L'excès de la combustion nutritive, sans aller aussi loin que dans l'inanition, peut au moins favoriser singulièrement l'apparition des affections putrides. Le charbon, par exemple, est une septicémie ; c'est une maladie virulente, mais avant tout putride. Or, ne se produit-il pas, primitivement, surtout chez des animaux surmenés, c'est-à-dire chez ceux qui ont présenté une exagération momentanée de l'oxydation physiologique, ce qu'on peut regarder à bon droit comme le premier degré de la putréfaction ? Haller l'avait déjà remarqué quand il disait « que le sang des animaux surmenés et chassés à courre est non-seulement plus noir que de coutume, mais fétide, et que leur chair elle-même devient rapidement putride. »

C'est par le même mécanisme qu'on peut expliquer la septicité des produits de l'inflammation. Qu'un phlegmon diffus occupe une surface un peu étendue, bientôt surviennent des phénomènes généraux graves, septicémiques. La rougeur, l'élévation de température qui accompagnent la phlegmasie accusent assez l'exagération de l'activité des processus nutritifs. Les nouveaux produits d'oxydation qui en résultent sont absorbés, et ils agissent avec d'autant plus d'intensité qu'ils sont moins facilement éliminés ou qu'ils occupent une région plus énergiquement absorbante. Aussi est-ce dans les vastes phlegmasies du tissu cellulaire, profond ou sous-cutané, que se manifeste le plus rapidement la septicémie. Ce sont ces matières septiques de l'inflammation qui, jointes aux produits de sphacèle moléculaire, et mêlées au plasma exhalé par les vaisseaux, constituent le pus et lui donnent ses propriétés infectieuses. Quand l'inflammation va jusqu'à la gangrène, alors l'activité nutritive n'est plus en jeu; la gangrène est, en effet, une mort locale qui soustrait les tissus qu'elle frappe aux réactions physiologiques. Il n'est donc pas besoin de s'y arrêter ici, encore moins de parler de la septicité de ses produits. Il suffit de se rappeler ce que nous avons dit à propos de la putridité de toutes les matières qu'engendre la décomposition organique en général.

Arrivé au terme de cette étude préliminaire, nous pouvons en résumer les points principaux de la manière suivante :

La septicémie n'est pas une entité morbide, une maladie proprement dite : ce mot ne doit exprimer que l'ensemble des phénomènes consécutifs à l'introduction des matières septiques dans le sang. C'est l'empoisonnement par les septiques, comme le narcotisme est l'empoisonnement par les narcotiques. Ce terme général ne doit s'appliquer qu'à l'espèce. Les variétés seront qualifiées par des épithètes propres à chacune d'elles, (septicémie chirurgicale, puerpérale, typhoïde), ou même, si l'on veut, par des noms spéciaux que l'usage a consacrés (choléra, ictère grave, urémie).

Les matières septiques ou putrides ne sont que des produits de la combustion plus ou moins avancée de la matière organique. La putridité existe dès le moment où cette combustion dépasse les limites dans lesquelles la matière est propre à constituer les tissus.

Les matières putrides ont une origine et une nature communes ; leurs différences ne tiennent qu'à des variations dans la proportion de leurs éléments, ou aux virus dont elles peuvent être imprégnées.

Depuis leur naissance jusqu'à leur dissolution définitive, elles ne subissent que des métamorphoses successives qui s'opèrent toutes par le même mécanisme, et entre lesquelles il est impossible d'établir des limites, sinon utiles en pratique, du moins rigoureuses en théorie. Désassimilation et putréfaction, au point de vue de la genèse des matières putrides, sont synonymes.

Moleschott (1) a dit : « La putréfaction continue la respiration après la mort. » A cette pensée si juste ne peut-on pas, au moins dans l'étude de la septicémie, ajouter ce corollaire : la respiration commence la putréfaction pendant la vie ?

(1) Moleschott, La circulation de la vie, Paris, 1866, t. II, p. 40.

Pour marcher sur un terrain sûr dans la voie que nous nous sommes tracée, les considérations qui précèdent étaient nécessaires ; c'est ce qui justifie le développement que nous leur avons donné. Maintenant, abordant l'étude particulière de la septicémie intestinale, nous examinerons successivement l'origine et la nature des différentes matières putrides qui peuvent être absorbées par la muqueuse digestive ; le mécanisme de cette absorption ; les états pathologiques qu'elle fait naître ou qui favorisent sa production. En terminant, nous insisterons surtout sur un point auquel pourront s'appliquer spécialement les résultats de nos recherches, sur les occlusions de l'intestin.

CHAPITRE II.

Pathogénie et Physiologie pathologique.

Les intoxications auxquelles appartient la septicémie intestinale, c'est-à-dire celles où le poison pénètre par une surface normale, reconnaissent toutes un même mécanisme. C'est toujours un acte physiologique s'exerçant sur des matières étrangères à son accomplissement habituel. Au lieu de respirer de l'air, le poumon respire des miasmes ; au lieu d'absorber des principes nutritifs, l'intestin absorbe des matières putrides.

Tout le monde connaît les accidents produits par l'atmosphère viciée des amphithéâtres, le catarrhe intestinal qui succède à certaines nécropsies, surtout quand le tube digestif a été ouvert et qu'on a respiré pendant un certain temps les émanations putrides qui s'en échappent. Ces miasmes absorbés par le poumon ont agi consécutivement sur l'intestin ; mais entre la muqueuse pulmonaire et la muqueuse digestive il y a un intermédiaire indispensable, le sang. Il y a donc eu primitivement infection du sang, septicémie.

Si l'existence d'une septicémie d'origine pulmonaire, admise aujourd'hui par tous les auteurs, est prouvée par cet exemple vulgaire comme par tant d'autres, d'un ordre plus élevé, que nous pourrions emprunter à la pathogénie des maladies infectieuses, on est en droit de supposer, *à priori*, l'existence d'une septicémie d'origine intestinale, quand on considère la puissance d'absorption de l'intestin, son étendue, et les nombreuses conditions de putridité des matières qui le parcourent. Nous verrons qu'ici l'idée préconçue, que le seul raisonnement peut faire naître, est pleinement justifiée par l'observation.

On a dit que « la muqueuse digestive semble peu favorable à l'absorption des substances putrides » (1). Nous sommes d'un avis tout différent. Cette absorption se réalise facilement, elle est fréquente, et nous espérons en donner des exemples assez frappants pour expliquer l'importance que nous lui attachons. Si jusqu'à présent la septicémie intestinale a passé trop inaperçue, c'est peut-être parce qu'on ne l'a pas cherchée assez souvent ; c'est parce qu'on n'a pas assez tenu compte de la multiplicité de ces causes. Depuis longtemps, il est vrai, l'attention s'est portée sur les phénomènes produits par les matières septiques venues du dehors et introduites

(1) Blum, loc. cit., p. 30,

directement dans les voies digestives ; ce n'est qu'un côté
de la question, nous pourrions dire le moins important.
Mais on s'est à peine occupé des substances putrides qui
se forment sur place, dans l'intestin même. Cependant
nous voyons tous les jours des maladies, générales ou
locales, qui peuvent leur donner naissance. Dans les
premières, le contenu de l'intestin se putréfie à cause de
cette tendance générale à la mortification imprimée aux
tissus et aux humeurs par l'infection primitive ; dans
les secondes, l'intoxication relève directement de la lésion anatomique : toutes les fois que l'intestin est obstrué ou même simplement rétréci, toutes les fois que
ce rétrécissement est assez considérable pour s'opposer
au libre cours des matières qui y sont renfermées,
celles-ci se décomposent, et, en se décomposant, elles
engendrent des produits septiques. L'état d'opportunité
pour la septicémie intestinale est constitué.

Nous aurons donc deux points à examiner successivement dans la pathogénie et la physiologie ppatholo-
gique de cette septicémie.

I. Les principes infectieux existent dans les matières
ntroduites dans le tube digestif.

II. Ces matières sont primitivement saines, mais elles
subissent dans l'intestin des transformations qui les
rendent infectieuses.

I.

LES MATIÈRES PUTRIDES VIENNENT DU DEHORS.

§ I. — *Matières putrides diverses.*

Cette première partie de notre travail en est, sans
contredit, la plus facile et la moins sujette à discussion.

Mettre à contribution les expériences des physiologistes et les observations des cliniciens, voilà, sur ce point, à quoi se réduit à peu près notre tâche.

Depuis nombre d'années, les premiers ont cherché à déterminer les effets consécutifs à l'absorption des matières putrides par l'appareil de la digestion. La plupart du temps ces effets ont été les mêmes: il y a eu empoisonnement. D'autres fois, les expériences sont demeurées sans résultat ; mais, sur le nombre, ce sont des exceptions qui sont loin d'infirmer la règle. Nous verrons, d'ailleurs, en résumant brièvement quelques-unes de celles qui démontrent l'action infectieuse des matières putrides introduites dans l'intestin, qu'elles sont assez significatives, qu'elles ont été répétées assez souvent avec le même succès pour que nous puissions en tirer une conclusion légitime.

Un grand nombre de ces expériences ont été instituées en vue d'élucider les conditions pathogéniques de certaines maladies infectieuses, telles que la fièvre typhoïde, le choléra. C'est ainsi que J. Meyer (1) a produit les symptômes du choléra et des lésions anatomiques correspondantes, en injectant dans l'estomac des matières cholériques. Il a obtenu le même résultat avec des matières diarrhéiques ordinaires. Des poules nourries par Charcellay (2) avec les mêmes substances succombèrent à des accidents analogues. Thiersch (3) prétend que ces matières ne donnent lieu au choléra qu'après un certain temps nécessaire à leur décompo-

(1) J. Meyer, Wirchow's Archiv, IV, 1852.
(2) Charcellay, Gazette hebdomadaire, 1856, p. 240.
(3) Thiersch, Infection's Versuche an Thieren, München, 1856.

sition. Les expériences de Legros et Goujon (1) dé-
posent contre cette opinion. Ils ont obtenu des symptômes caractéristiques, soit avec des déjections récentes,
soit même avec le sérum du sang. Les mêmes effets ont
été observés par Guttmann et Baginski (2). D'ailleurs,
que ces matières intestinales provoquent un véritable
choléra ou seulement une intoxication putride, qu'elles
aient plus ou moins d'activité selon qu'elles sont fraî-
ches ou desséchées, c'est un sujet de discussion qu'il
nous est tout à fait inutile d'approfondir. Les faits précédents ne sont intéressants pour nous que parce qu'ils
confirment l'absorption des matières septiques par le
tube digestif. Toutefois, il est juste de reconnaître que
Legros et Goujon sont arrivés à des résultats moins
rapides en introduisant ces matières dans l'estomac,
qu'en les injectant dans la trachée, dans les veines ou
dans le tissu cellulaire.

Plus récemment, on a essayé de déterminer des accidents d'intoxication avec des matières putrides qui
n'avaient aucun caractère spécifique. En 1853 Stich (3)
empoisonne des chiens auxquels il fait manger des excréments humains. Schweninger (4) observe des phénomènes de septicémie et constate des altérations du sang
après l'injection dans l'estomac de fibrine corrompue à
divers degrés. « Hemmer porte dans l'estomac de divers
animaux trois séries de substances : de la sérosité putride filtrée, de ls sérosité putride non filtrée, l'extrait

(1) Legros et Goujon, Journal de l'anatomie, etc., de M. Ch. Robin,
1866.
(2) Guttmann et Baginski, Gazette hebdomadaire, 1866.
(3) Stich, Charité Annalen, 1853, 2 Heft.
(4) Schweninger, Bayer. Ærztl. Intelligenzblatt, 1866.

aqueux de matières putrides. Toujours les animaux éprouvèrent de violents troubles digestifs et nerveux (1).» Il n'y eut de variations que dans l'apparition des accidents, qui se terminèrent toujours par la mort. Enfin, en 1866 et 1869, Coze et Feltz (2) font encore mourir des lapins et des chiens par l'injection de matières putrides dans l'estomac.

Toutes ces expériences ont assez de valeur et présentent des garanties assez sérieuses pour nous dispenser d'en citer davantage. Compléter l'historique de la question par des recherches plus étendues serait un travail inutile. Il nous suffisait d'appeler à notre aide quelques faits indiscutables.

Nous garderons la même réserve au sujet des preuves que nous pourrions emprunter à la pathologie. Déjà Kierner et Fodéré avaient rapporté plusieurs cas d'empoisonnement consécutifs à l'ingestion de matières corrompues. De nos jours, Griesinger, dans son remarquable traité des maladies infectieuses, déclare que la cause de ces maladies ne réside pas seulement dans l'absorption de matières gazeuses par le poumon, mais aussi dans celle de matières putrides par la muqueuse digestive. «Les causes du typhus, dit-il, peuvent résider dans la nourriture, quand, lors d'une alimentation tout à fait insuffisante, des matières corrompues et plus ou moins putrides adhèrent à la nourriture, ou quand, du reste, ces matières se trouvent dans l'aliment lui-même (3).» Ce mécanisme joue pour lui un rôle important dans la genèse de la fièvre typhoïde, de

(1) Blum, loc. cit., p. 30.
(2) Coze et Feltz, Gazette médicale de Strasbourg, 1866 et 1869.
(3) Griesinger, Traité des maladies infectieuses, Paris, 1868, p. 189.

la dysentérie, du choléra. L'influence des aliments solides, celle des boissons, sont de sa part l'objet d'une
attention particulière, et, après l'avoir lu, il semble difficile de ne pas partager son avis.

Cependant on n'éprouve pas toujours d'accidents pour
avoir fait usage d'aliments plus ou moins décomposés.
Nous avons dit aussi que tous les expérimentateurs
n'ont pas déterminé d'empoisonnement chez les animaux par l'ingestion forcée de matières putrides. Leur
innocuité s'expliquerait alors par l'action qu'exerce sur
elles le travail digestif. Confirmant sur ce point l'opinion de Spallanzani, Cl. Bernard a montré qu'en effet le suc gastrique peut, en vertu de ses propriétés
spéciales, annihiler leur pouvoir septique. M. Robin (1)
a conclu de même, après avoir vu des chiens manger
impunément des déjections de cholériques. Sans méconnaître la valeur de ces faits et celle de leur interpré-
tation, faut-il donc voir dans le suc gastrique ou dans
les autres liquides digestifs de véritables contre-poisons
des matières putrides? Non, il faut seulement reconnaître que certaines circonstances peuvent tantôt faciliter,
tantôt entraver leur intervention. M. Robin a vu, lui
aussi, des animaux succomber. C'est que, dans ce cas,
selon lui, les matières ingérées étant en quantité excessive, le suc gastrique a été insuffisant pour les attaquer
entièrement. L'excédant a agi comme poison. Il faut
donc tenir compte de la quantité des matières putrides;
mais il faut prendre aussi en considération leur qualité,
leur degré de putréfaction, leur virulence. Il en est de
même de la qualité et de la quantité des sucs digestifs,

(1) Robin, exp. citées dans l'art. Choléra, Nouv. Dict. de méd. et de
chir. pratiques, T. vii, p. 378.

de l'état général antérieur de l'organisme, de sa réceptivité pour le poison septique. Ainsi nous persistons à croire que le plus souvent les matières putrides, qu'elles contiennent un principe spécial ou non, peuvent pénétrer jusque dans l'intestin en conservant l'entière liberté de leur action toxique. Les faits contraires, quelque légitimes qu'ils soient, ne nous ôteront pas cette conviction.

La différence entre les résultats de deux expériences également bien faites n'implique pas la nécessité de rejeter l'une et d'adopter l'autre. Il y a des exceptions partout : on est forcé d'en admettre d'innombrables en physiologie et en pathologie; chaque variété de septicémie a les siennes. Bien des piqûres anatomiques, même faites dans les conditions en apparence les plus mauvaises, ne déterminent pas d'accidents ou n'en font naître que de très-légers. Qui hésiterait, cependant, à placer une telle inoculation au rang des plus puissantes causes de septicémie?

§ 2. — *Pus.*

Les matières septiques dont nous nous sommes occupé jusqu'à présent ont été fournies à l'individu par le monde extérieur. Il en est une qu'il peut fournir luimême; nous voulons parler du pus. Quelques auteurs ont déjà attiré l'attention sur la part que peut prendre ce liquide introduit dans les voies digestives à la production de la septicémie; nous aurons l'occasion d'y revenir. Ce que nous venons de dire à propos des matières putrides en général trouve ici une nouvelle application. Le pus, en effet, ne provoque pas toujours la septicémie intestinale; il n'est pas absorbé, dans tous les cas indistinctement, par l'intestin. Il y a tant de variétés dans sa quantité, dans le lieu et le mode de sa pénétration, dans la durée de son contact avec la muqueuse digestive, que son influence est subordonnée à une foule de conditions complexes. Un exemple fera mieux ressortir l'importance de ces distinctions : un malade est atteint d'un abcès de la fosse iliaque, ouvert dans le côlon ; un autre d'un abcès de la bouche. Chez le premier, le pus versé dans le gros intestin parcourt une surface peu étendue et relativement peu absorbante, et arrive rapidement dans le rectum, d'où il s'échappe à de courts intervalles, soit seul, soit avec les matières fécales. Le pus qui vient de la bouche, introduit incessamment avec la salive, mélangé aux aliments, confondu, brassé en quelque sorte avec eux, favorisant par son contact leur décomposition, traverse toute la longueur de l'intestin grêle. Si la septicémie intestinale doit se développer dans un de ces deux cas, avons-nous besoin de dire que c'est dans le second ?

Le pus est-il septique à l'état frais, ou ne le devient-il que par suite d'une décomposition ultérieure ? Les expériences d'Otto Weber et de Billroth (1) ont tranché cette question. Le pus, tel qu'il est secrété, constitue une matière putride, toxique ; s'il n'est pas digéré, il peut empoisonner. Toutefois, que par son séjour dans l'intestin il éprouve une décomposition rapide, qu'il y acquière des propriétés spéciales que ne peut présenter le pus normal, c'est ce qu'il nous semble légitime d'admettre. Le prouver, c'est répondre à ceux qui, malgré l'autorité des auteurs que nous venons de nommer,

---

(1) Billroth, Études expérimentales sur la fièvre traumatique, etc., Archives gén. de médecine, 1865 et 1866.

Humbert.   3

croient encore à son innocuité primitive. De tout temps, les organes digestifs ont été connus pour communiquer aux collections liquides, purulentes ou autres, qui les avoisinent, des caractères particuliers. Telle est l'odeur fétide du pus renfermé dans un abcès qui ne communique pas avec l'intestin, mais qui s'altère sous l'influence seule de l'endosmose gazeuse. Les abcès pérityphliques, ceux de la marge de l'anus sont dans ce cas. Eh bien, si du pus peut ainsi s'altérer par un simple contact médiat avec les matières intestinales, cette altération ne pourra-t-elle pas se produire plus sûrement et plus rapidement encore quand il sera contenu dans l'intestin lui-même? Ainsi, fût-il inoffensif en entrant dans les voies digestives, il pourrait y devenir infectieux. Pour nous, il est toxique d'emblée; mais nous ne pouvons nous empêcher de croire que, mêlé aux liquides et aux gaz intestinaux qui constituent un milieu tout à fait spécial, il n'emprunte à ce milieu certaines qualités spéciales aussi, qui feront défaut au pus abandonné à lui-même et décomposé à l'air libre.

Ces quelques mots sur les transformations possibles du pus après son ingestion anticipent peut-être sur les pages qui vont suivre. Mais comme nous ne devons pas entrer dans de plus longs développements sur l'action de ce liquide en particulier, il était inutile de scinder ce que nous avions à en dire et d'y revenir à deux fois.

II.

LES MATIÈRES PUTRIDES SE FORMENT DANS L'INTESTIN.

§ 1. — *Décomposition des matières contenues dans l'intestin.*

L'intestin réunit toutes les conditions les plus propices au développement de la putréfaction. Ces conditions « se rapportent à quatre chefs : elles sont relatives à la température, à l'état hygrométrique du milieu dans lequel le corps est plongé, à l'état actuel de ce corps, à la nature du milieu (1) ».

« Une chaleur modérée est une des conditions les plus favorables à la décomposition putride (2) ». Il suffit de rappeler que la température moyenne de l'intestin dépasse 37 degrés.

« L'humidité exerce une puissante influence sur le développement de la putréfaction (3) ». N'y a-t-il pas dans l'intestin une humidité constante ? N'est-elle pas encore augmentée, quand il y a obstacle au cours des matières, par l'apport incessant des sucs intestinaux, dont la partie excrémentielle ne trouve plus d'issue ?

Le contenu de l'intestin se compose essentiellement de substances organiques. Tant qu'elles ne sont pas absorbées, elles ne font pas partie intégrante de l'individu, on peut les considérer comme situées absolument en dehors de lui. Quand les fonctions de l'intestin sont troublées, elles sont presque entièrement soumises aux phénomènes physico-chimiques qui régissent la matière ; ces phénomènes, on le voit, trouvent ici des conditions exceptionnelles d'activité. Les matières intestinales sont donc éminemment putrescibles. Nous savons que ce sont elles qui se décomposent les premières sur le cadavre ; elles commencent même à s'altérer avant la mort.

Enfin la putréfaction s'effectue rapidement à l'air

(1) Orfila, Dictionnaire en 30 vol., article Putréfaction, T. 26, p. 518
(2) Ibid.
(3) Ibid.

libre, mais plus rapidement encore dans certains gaz, dans l'hydrogène sulfuré en particulier. Or, la présence de l'hydrogène sulfuré dans l'intestin est constante. .

Il est inutile d'insister davantage sur ces considérations. Elles suffisent à nous convaincre que la putridité des matières intestinales trouve, dans le milieu même où elle est appelée à se produire, un puissant auxiliaire.

Les causes de cette putridité sont nombreuses; elles sont assez variées pour qu'il semble difficile de saisir, au premier abord, les liens qui les unissent, les caractères communs qu'elles présentent. Cependant on peut, d'une manière générale, les diviser en deux classes seulement, suivant que les matières sont retenues dans l'intestin, ou qu'elles conservent la liberté de leur cours.

Au premier groupe se rapportent toutes les occlusions, hernies ou étranglements internes, rétrécissements organiques ou accidentels. Mais un obstacle matériel n'est pas indispensable. Dès qu'il y a arrêt, stagnation, quelle qu'en soit la cause, le résultat est le même; c'est ce que l'on observe dans les cas de rétention simple, où le calibre de l'intestin est conservé, où il peut être même augmenté quand les tuniques sont paralysées et distendues par les gaz. Le processus est toujours unique : les matières intestinales ne circulent plus, elles ont le temps de subir, avant d'être expulsées, un csrtain degré de décomposition ; elles se putréfient; leur absorption fait naître la septicémie.

Le deuxième groupe comprend différentes maladies dans lesquelles les évacuations, loin d'être supprimées, peuvent être plus fréquentes et plus abondantes que de coutume : ce sont des affections générales, où la lésion intestinale, quand elle existe, ne joue qu'un rôle secondaire. Le poison septique, venu du dehors, s'introduit dans le sang par une surface quelconque, accidentelle ou normale ; son premier effet, rapide, immédiat, est de le rendre plus ou moins impropre à la nutrition et à l'entretien des actes physiologiques. Sous l'influence de l'altération du liquide qui leur donne ordinairement l'activité et la vie, les tissus et les humeurs s'altèrent à leur tour. De tous nos organes, l'intestin est un des premiers à éprouver les effets de l'infection putride ; c'est là un fait commun à la plupart des septicémies. Le libre fonctionnement de la muqueuse est entravé, sa structure même peut être atteinte ; les liquides qu'elle secrète sont profondément modifiés, soit dans leur quantité, soit dans leurs propriétés ; le contenu de l'intestin ne tarde pas à se putréfier, et la septicémie intestinale peut alors compliquer la maladie primitive qui lui a donné naissance ; elle peut en faire varier les symptômes, la marche et la durée.

L'insuffisance des sucs digestifs peut produire le même effet que leur altération. Que leur sécrétion soit réellement diminuée, ou, ce qui est plus fréquent, que les aliments aient été ingérés en quantité excessive, ces sucs n'ont alors par eux-mêmes aucune puissance toxique, leur insufffisance n'est que relative ; mais c'est assez pour que le superflu de la masse alimentaire, n'étant pas attaqué par eux, demeure soustrait aux réactions physiologiques qui peuvent prévenir sa décomposition.

En vertu de la multiplicité des causes de la septicémie intestinale, la rapidité de la putréfaction et de l'absorption des matières putrides peut varier suivant un grand nombre de circonstances, telles que la nature et la durée de la maladie ou de la lésion anatomique initiales, l'état de la muqueuse, l'âge et la constitution du malade, les affections antérieures ou intercurrentes. Seul, le résultat est invariable. Sous l'influence de la putréfaction, le contenu de l'intestin change de composition et d'aspect ; ce n'est plus du chyle dans l'intestin grêle, ce ne sont plus des matières fécales dans le gros intestin. C'est un liquide épais, d'un jaune brun ou verdâtre, souvent mêlé de bulles gazeuses quand il a été longtemps brassé par le mouvement péristaltique, et d'une odeur fétide spéciale. L'analyse y démontre la présence d'un grand nombre de substances putrides ; mais celles-ci n'ont pas toutes la même origine. En effet, à l'état normal, les matières intestinales sont formées non-seulement par les aliments, mais aussi par les humeurs excrémento-récrémentitielles versées dans toute la longueur du tube digestif. Or, à part les produits communs à toute espèce de putréfaction, tels que la tyrosine, la leucine, l'ammoniaque pure ou combinée aux acides carbonique et sulfhydrique, etc., l'intestin peut renfermer, spécialement dans les cas de rétention, des matières toxiques qui sont nées des processus nutritifs. Physiologiquement, elles n'ont pas d'influence délétère, parce qu'elles sont en petite quantité et rapidement expulsées ; mais une accumulation insolite peut leur permettre d'exercer leur puissance. Les unes sont dues aux métamorphoses des aliments, par exemple, les acides lactique, acétique, butyrique ; les autres sont uniquement formées de la partie excrémentitielle des fluides digestifs.

En étudiant ces dernières, on peut se demander si elles agissent simplement comme les matières putrides en général, ou si elles ne contiennent pas un produit spécial qui pourrait, en s'accumulant, être résorbé et donner à la septicémie intestinale ce type particulier qu'elle présente dans toutes les occlusions. Les recherches de quelques physiologistes à ce sujet, notamment celles de A. Flint, nous font un devoir de nous arrêter un moment sur ce point.

§ 2. — *De la stercorine.*

En 1833, Boudet (1) découvrit dans les excréments une substance à laquelle il donna le nom de séroline. Plus récemment, elle a été de la part de Flint (2), qui l'appelle stercorine, l'objet d'un travail important. On l'obtient par des procédés et sous une forme que nous n'avons pas besoin de décrire ; nous renvoyons pour ces détails de pure chimie au travail original. La stercorine est due à la transformation de la cholestérine ; celle-ci, née principalement de la désassimilation de la matière nerveuse, est séparée du sang par le foie et versée par lui dans l'intestin. Comment se fait-il donc qu'on n'en retrouve aucune trace dans les excréments ? C'est qu'elle a passé à l'état de stercorine, produit qu'on peut ranger à côté de l'urée dans la classe des matières excrémentitielles. Or, si la stercorine, ainsi formée dans l'intestin, ne peut plus en sortir librement, pourquoi n'y serait-elle pas absorbée au même titre que les autres matières putrides en général ? C'est une substance nettement définie, dont

(1) Boudet, Annales de chimie et de physique, 1833, t. LII.
(2) A. Flint, Recherches expérimentales sur une nouvelle fonction du foie, Paris, 1868.

l'existence est constante ; pourquoi ne serait-elle pas la source d'une variété de septicémie qui est constante aussi, et qui se reproduit toujours dans les mêmes cas, avec les mêmes caractères ?

L'urémie est indiscutable : si la cholestérémie, due à Flint, n'est pas aussi universellement admise, elle a appelé l'attention de tous les pathologistes, elle compte aujourd'hui un assez grand nombre de partisans. Eh bien, à côté de ces intoxications, l'empoisonnement par la stercorine, la *stercorémie*, ne viendra-t-elle pas prendre une place que l'analogie seule peut lui donner aujourd'hui ? Il faudrait, pour l'affirmer, de nouvelles recherches, et l'on ne saurait mieux faire que de dire avec Flint : « Ces questions demandent, pour être résolues, de longues et laborieuses séries de recherches. Ce que l'on a fait en partie pour l'urée doit se faire pour la stercorine, avant que nous puissions arriver à une idée précise de son rôle pathologique (1). » En attendant que le physiologiste américain ait réalisé les espérances qu'il nous fait concevoir, si la stercorémie n'est qu'une hypothèse, cette hypothèse ne manque pas du moins d'une certaine vraisemblance.

§ 3. *Absorption des matières putrides à la surface de l'intestin.*

Quelle que soit la nature des matières putrides intestinales, le mécanisme de leur absorption est facile à comprendre. Elles forment une masse à peu près complétement liquide dont la dissolution est encore favorisée par les sucs intestinaux, incessamment sécrétés, et d'autant plus abondamment que l'irritation locale est

(1) Flint. oc. cit., p. 75.

plus vive ; les principes septiques peuvent donc facilement traverser la paroi des vaisseaux. Ils trouvent encore
un véhicule dans la partie recrémentitielle des liquides
digestifs. Ceux-ci, au contact des matières putrides, deviennent putrides aussi ; sortis inoffensifs des vaisseaux,
ils y rentrent avec des propriétés infectieuses. Enfin la
muqueuse présente souvent des altérations plus ou moins
étendues, plus ou moins profondes ; son épithélium,
première barrière à l'introduction des substances étrangères, tombe et n'est pas renouvelé ; des ulcérations
apparaissent ; la voie s'ouvre tous les jours davantage.
Les gaz apportent aussi leur concours à cet empoisonnement. Car les substances putrides peuvent aussi
pénétrer dans le sang à l'état gazeux par l'intestin,
absolument comme elles y pénètrent par la muqueuse
pulmonaire dans un si grand nombre de maladies infectieuses. L'absorption des gaz dans l'intestin est hors de
doute ; témoin la disparition spontanée de certaines
tympanites qui donnent quelquefois à l'abdomen un
volume si considérable. Mais ils n'agissent pas seulement en vertu des propriétés délétères qui leur sont
spéciales ; il faut encore tenir compte de leur influence
purement physique, de cette pression constante qu'ils
exercent sur la surface interne de l'intestin, pression
qui est un des meilleurs auxiliaires de l'absorption physiologique et qui, plus que doublée dans certains cas,
favorise aussi singulièrement l'absorption des matières
putrides.

En terminant ces considérations sur la formation
spontanée de produits de putréfaction dans l'intestin,
nous croyons devoir les résumer par les lignes suivantes
qui en expriment le sens général avec autant de justesse

que de précision ; c'est l'opinion de Stich, exposée par Griesinger : (1) « L'organisme animal porte toujours en dans lui le contenu de l'intestin (peut-être aussi dans celui de l'exhalation pulmonaire), les matériaux d'un empoisonnement putride. Leur influence dans le cours normal des processus physiologiques semble être détruite par des modifications antérieures qui consistent en partie dans les actes fonctionnels de la muqueuse correspondante, en partie dans une élimination nouvelle et prompte et dans la destruction des matières résorbées ».

CHAPITRE III.

Étude clinique.

Malgré bien des lacunes que des recherches plus complètes, des expériences nouvelles pourraient seules combler, nous considérons les faits que nous avons cités dans le précédent chapitre comme assez probants par eux-mêmes pour pouvoir nous appuyer sur eux en toute sécurité et en tirer cette conclusion : que la muqueuse digestive, quoiqu'en aient dit certains auteurs, est favorable à l'absorption des substances putrides ; que ces substances peuvent venir du dehors ou se former dans l'intestin lui-même.

Ces données sont fécondes en applications pathologiques. Déterminer la part qui revient à la septicémie intestinale dans certaines maladies, montrer que la clinique n'est point en désaccord avec les idées théoriques,

(1) Griesinger, loc. cit., p. 195.

telle est maintenant notre tâche ; tel est aussi assuré-
ment le point le plus intéressant de notre étude. Pour
éviter la confusion dans un sujet aussi vaste, il est
nécessaire d'adopter un ordre, d'établir des divisions.
Or, deux faits principaux dominent au point de vue
pratique la septicémie intestinale : 1° *Le cours de l'intestin est libre* ; 2° *il est obstrué.* Nous ferons d'abord quelques remarques sur le premier de ces cas, nous réser-
vant d'insister d'une manière spéciale sur le second,
et d'en faire un examen plus approfondi.

I

DE LA SEPTICÉMIE INTESTINALE SANS RÉTENTION DES MATIÈRES.

§ 1. *Fièvre typhoïde.* — *Scorbut.*

Passer en revue tous les faits qui sont du domaine de
cette première variété, et discuter chacun d'eux en particulier, ce serait, pour ainsi dire, faire l'analyse de
toutes les maladies infectieuses. Résumer d'une manière
banale les chapitres consacrés à l'étiologie et à la pathogénie dans les traités spéciaux, telle n'est pas notre
intention. D'ailleurs il est un grand nombre de ces
maladies, telles que le typhus, la peste, le choléra, la
dysentérie, qui sont loin d'être d'une observation journalière. Les unes ne sont pas de nos climats, les autres
n'y apparaissent qu'accidentellement. Mais il en est une
que nous avons constamment sous les yeux, dont nous
pouvons déterminer les causes, suivre pas à pas la
marche, vérifier les lésions anatomiques ; nous avons
nommé la fièvre typhoïde. C'est elle que nous choisirons
pour exemple ; car elle est le type des affections dans
lesquelles la septicémie intestinale sans rétention des

matières joue un rôle capital ; elle en résume les faits les plus remarquables et nous offre chaque jour l'occasion d'en contrôler l'exactitude.

La fièvre typhoïde est sans contredit la maladie putride par excellence ; fièvre putride, tel est même le nom qui lui a été donné par beaucoup d'auteurs et sous lequel elle a été autrefois communément désignée, Nous nous sommes déjà expliqué sur ce qu'il fallait entendre par maladie putride : des troubles nerveux graves, tels que l'adynamie et l'ataxie, une altération profonde des humeurs qui provoque les hémorrhagies, une tendance à la désorganisation, à la mortification des tissus qui se signifie par l'ulcération et la gangrène, tels sont les caractères fondamentaux de la putridité. Ici nous les retrouvons tous, souvent unis ou se succédant chez le même individu.

Or, les maladies putrides, nous l'avons dit, sont causées par les matières putrides, quels que soient d'ailleurs leur source et leur mode d'introduction dans le sang. La seule chose impossible à expliquer, c'est pourquoi, dans certains cas, certaines de ces matières donnent naissance à une variété de septicémie plutôt qu'à une autre. C'est là la part de la spécificité des poisons septiques ; nous en avons parlé plus haut, il est inutile d'y revenir.

Par quelle voie les agents infectieux qui engendrent la fièvre typhoïde pénètrent-ils au sein de l'organisme ? Par le poumon dans la majorité des cas, si l'on veut, mais aussi, hâtons-nous de l'ajouter, par l'intestin. Ce mode pathogénique ne saurait plus être mis en doute ajourd'hui. Quelques auteurs, Griesinger entre autres, dont nous avons cité des passages assez explicites et auquel nous renvoyons pour de plus amples détails, lui attachent une importance qui le rend incontestable. Ceux-là même qui n'adoptent pas entièrement cette manière de voir ne peuvent, malgré eux, lui refuser tout fondement. Louis, (1) qui a discuté cette question, cite un cas consécutif à l'absorption d'une eau dans laquelle avaient séjourné des matières putrides. A ce propos, cet auteur fait remarquer que si une des causes de la dothiénentérie résidait dans les aliments, elle serait bien plus fréquente chez les gens de 50 ans et au-dessus qui jouissent vis-à-vis d'elle d'une immunité à peu près complète, et qui, dans la classe ouvrière surtout, sont souvent exposés à faire usage d'aliments corrompus. (2)

Il nous semble que cette raison est insuffisante. En effet, dans l'étiologie de la fièvre typhoïde, l'absorption primitive est plus souvent pulmonaire, il faut le reconnaître, qu'intestinale. On serait en droit, par conséquent d'admettre que le poumon des vieillards est réfractaire aux miasmes typhiques, même au milieu d'épidémies, même dans les foyers de contagion. Pourquoi donc alors leur muqueuse intestinale ne jouirait-elle pas du même privilége? sans doute, cette question est bien obscure encore ; mais Louis nous a-t-il dit pourquoi les fièvres éruptives, si éminemment contagieuses, ont leur maximum de fréquence dans l'enfance et la jeunesse, pour diminuer chez les adultes et disparaître dans un âge avancé ? Mieux vaut laisser dans le doute des faits dont l'explication est encore au-dessus de la science, que de s'en servir d'arguments pour soutenir une cause qui ne fait que perdre à s'appuyer sur des raisonnements de si

(1) Louis, Recherches sur la fièvre typhoïde, Paris, 1841, t. II, p. 361.
(2) Louis, loc. cit., p. 367.

peu de valeur. Ce que nous venons de dire peut s'appliquer aux récidives de la fièvre typhoïde ; pourquoi, en effet, se reproduit-elle si rarement chez les sujets qu'elle a déjà frappés, alors même que ceux-ci s'y exposent de nouveau et se présentent sans défense au poison qui l'a déjà engendrée ?

Nous pensons donc que l'empoisonnement typhique par l'intestin doit être admis, et que dans un certain nombre de cas la fièvre typhoïde est une septicémie intestinale primitive, due à des matières putrides venues du dehors et absorbées par le tube digestif. Nous aurons occasion plus loin de dire un mot d'un autre mode pathogénique dans lequel cette maladie est aussi d'origine intestinale, mais sans absorption préalable de sub·stances septiques ; nous le passerons sous silence pour le moment, afin de ne pas sortir de la voie que nous avons adoptée.

Voyons maintenant les cas où le poison s'introduit par l'appareil respiratoire. Faut-il ici écarter complètement la septicémie intestinale et lui refuser toute part dans les manifestations morbides ? Non, car en admettant même que cette forme d'intoxication ne soit que rarement primitive, on peut dire que, consécutivemeut elle existe toujours chez les typhiques. Chez eux, en effet, le contenu de l'intestin est constamment putride. Quelqu'ait été, au début, le mode de pénétration du contagium, l'altération du sang, qui représente un véritable liquide septique, se révèle bientôt par la souffrance de toutes les fonctions organiques. En vertu des troubles d'innervation et de sécrétion intestinales, les matières renfermées dans l'intestin, pus, débris épithéliaux et muqueux, excréments, se putréfient suivant le méca-

nisme que nous avons exposé au chapitre de la physiologie pathologique. Nous n'en voulons pour preuve que
l'odeur infecte spéciale qui caractérise les selles diar-
rhéïques des malades, et qui peut même quelquefois
devenir un élément utile de diagnostic. Dès lors l'action
des produits septiques engendrés dans l'intestin vient
se joindre à celle du principe qui a fait naître l'état
morbide. C'est à leur résorption que M. Bouillaud a
attribué les accidents des deuxième et troisième septe-
naires ; nous sommes heureux de pouvoir nous appuyer
sur une semblable autorité. « Les débris ulcérés, les
lambeaux gangrenés de la membrane muqueuse, enflammée et désorganisée, la suppuration qu'elle fournit,
toutes ces matières, réunies aux excréments contenus
dans l'intestin, ne sont-elles pas propres à former un
véritable foyer d'infection putride? » (1) Ainsi l'intestin
renferme des substances septiques ; ainsi, ces substances
peuvent être absorbées et devenir la source d'un empoisonnement secondaire. La maladie puise donc chaque
jour de nouvelles forces dans le foyer putride que l'individu porte en lui-même. Peut-être est-ce là qu'il faut
chercher la raison de l'efficacité de la méthode éva-
cuante, qui agirait alors en débarassant l'économie de
toutes ces matières, source constante de septicémie.

Les caractères anatomiques de la fièvre typhoïde sont
sans doute en dehors de notre sujet. Cependant la putridité du contenu de l'intestin nous semble trop intimement liée aux ulcérations de l'iléon qui en constituent
la lésion pathognomonique, pour que nous ne fassions
pas remarquer, en terminant, qu'il y a là plus qu'une

(1) Bouillaud, Nosographie médicale, 1846.

simple coïncidence. Par suite de l'intoxication générale et de cette tendance à la mortification que nous avons déjà constatée, des ulcérations apparaissent sur diverses muqueuses, laryngée, trachéale, stomacale ; mais elles ne sont pas constantes. Pourquoi donc ne font-elles jamais défaut dans l'intestin ? C'est qu'ici il y a une double influence, et qu'à côté de la dyscrasie il faut tenir compte de l'action locale et lui faire même une large part ; c'est que le processus irritatif que subit la muqueuse au contact des matières putrides est une cause auxiliaire puissante de ces solutions de continuité. N'y a-t-il pas là, comme dans tous les organes, cette influence réciproque du contenant et du contenu dont l'économie nous offre tous les jours de si frappants exemples, tels que l'urine s'altérant dans une vessie malade, la vessie devenant malade au contact d'une urine altérée ?

En résumé nous croyons que la putridité des matières intestinales joue toujours son rôle dans la fièvre typhoïde ; dans certains cas seulement, au point de vue pathogénique, constamment dans la production d'une septicémie secondaire et dans celle des lésions anatomiques essentielles. Maintenant, que cette fièvre revête différentes formes, qu'elle soit abdominale, thoracique ou cérébrale, muqueuse, bilieuse ou adynamique, ces déterminations accessoires ne changent rien au fond de la maladie elle-même, à la nature de l'empoisonnement. Elles ne doivent être attribuées qu'à la constitution antérieure du malade, à son degré de réceptivité pour les germes morbides, à sa force de résistance et à d'autres conditions encore inconnues au nombre desquelles il faut compter ce *quid divinum* qui nous sert à masquer notre ignorance sous le nom de constitution médicale ou de génie épidémique.

Ces remarques sur la fièvre typhoïde peuvent s'appliquer entièrement, au point de vue étiologique du moins, à bon nombre de ces maladies qu'on désigne ordinairement sous le nom d'infectieuses. C'est pourquoi nous nous sommes promis en commençant de n'en point parler, pour ne pas nous embarrasser de faits déjà connus et éviter des répétitions inutiles. Quant à décider si, dans quelques-unes d'entre elles, comme dans la dothiénentérie, les matières putrides intestinales peuvent avoir une influence sur la marche ultérieure du processus morbide, cette question demanderait des études spéciales qui nous entraîneraient trop loin, et dont le résultat, quel qu'il fût d'ailleurs, ne changerait rien à notre manière de voir sur la maladie dont nous venons de nous occuper. Aussi n'ajouterions-nous rien à ces réflexions si nous n'avions eu sous les yeux, il y a peu d'années, une variété de septicémie qui est trop rare dans nos climats et qui nous a fourni trop d'observations pour que nous puissions la passer complétement sous silence, nous voulons parler du scorbut. Personne ne saurait nier que parmi ses causes il ne faille placer au premier rang la mauvaise alimentation ; soit que les malades aient fait usage de matières corrompues, soit qu'ils aient ingéré à peu près exclusivement des viandes salées, desséchées, qui tout en fournissant à la nutrition des principes insuffisants, sont en grande partie réfractaires aux sucs digestifs et peuvent laisser dans l'intestin des résidus facilement putrescibles. Tel est précisément le cas où se trouvaient les scorbutiques qui se sont présentés dans les hôpitaux à la fin du siége de Paris. De-

puis plusieurs mois, la nourriture était insuffisante,
surtout pour des hommes appelés pour la plupart à
supporter des travaux physiques inaccoutumés, et la
qualité était loin de suppléer à la quantité. Sans parler
des aliments de toute nature auxquels la misère avait
dès longtemps réduit un grand nombre d'habitants,
ceux de première nécessité ne contenaient qu'une très-
faible proportion de principes nutritifs. L'abstinence
seule était une porte ouverte à la septicémie scorbutique;
car nous avons vu, en parlant du typhus famélique, ce
qu'il faut penser de l'inanition ; ses effets sont d'autant
plus marqués qu'elle atteint des sujets exposés à de
rudes fatigues corporelles, lesquelles favorisent l'oxydation des tissus et accélèrent le mouvement de la dénutrition, l'autophagie. Ajoutons que le froid, cette
année, était exceptionnellement vif. Toutes ces causes
ont leur valeur et il faut compter avec chacune d'elles;
mais nous ne doutons pas que, dans l'espèce, le trouble
des fonctions digestives n'ait tenu une place importante.
On peut traverser des hivers rigoureux et subir bien des
privations sans que le scorbut se manifeste; mais si l'on
joint à ces conditions une nourriture vicieuse, son apparition est imminente. C'est pourquoi nous n'hésitons
pas à faire jouer à l'intestin un rôle actif dans la genèse
de cette maladie.

Le scorbut est essentiellement caractérisé par des hémorrhagies ; or, les hémorrhagies se rencontrent aussi
dans la fièvre typhoïde, elles se rencontrent dans la septicémie chirurgicale, dans bien d'autres maladies putrides
encore. Entre ces troubles du système circulatoire, se
produisant dans des cas si distincts en apparence, on
pourrait faire un rapprochement intéressant, car il y a

là une preuve de la communauté d'action des poisons septiques, envisagés dans leurs grandes manifestations générales. Mais comme de telles considérations ne sont pas du ressort de notre étude, nous nous bornerons à signaler une autre analogie. Chez les blessés septicémiques, on observe quelquefois des éruptions cutanées; nous en avons vu de remarquables exemples dans le service de M. le professeur Verneuil. (1) Eh bien, l'action des matières putrides absorbées par l'intestin peut aussi amener des déterminations morbides du côté de la peau, accompagnées de symptômes généraux plus ou moins intenses suivant la qualité et la quantité des matières ingérées et l'état antérieur du malade. Qu'est-ce en effet, dans bien des cas, que l'urticaire, cette affection si commune et généralement si bénigne, sinon la conséquence d'une alimentation défectueuse et de la digestion de certaines matières corrompues, sinon, en un mot, une forme légère de septicémie intestinale ?

§ 2. *Effets du pus introduit dans les voies digestives.*
Suppurations de la bouche et du pharynx.

Pour terminer ce qui a trait à l'action des produits septiques qui ne dépendent pas d'un arrêt dans le cours des matières intestinales, il nous reste à parler des effets du pus introduit dans les voies digestives. Nous connaissons déjà la manière dont il agit ; nous n'en reprendrons pas l'analyse ; quelques mots seulement pour les cas où il provoque le plus fréquemment la septicémie intestinale.

(1) Tremblay, Des éruptions cutanées dans le cours des affections septicémiques chirurgicales, Gazette hebdomadaire, 1870.

Tous les auteurs ont été frappés de la gravité des plaies de la bouche communiquant avec le foyer d'une fracture du maxillaire, des collections purulentes ouvertes dans le pharynx, dans l'œsophage. Sans doute il faut prendre en considération le caractère spécial qu'imprime au pus le voisinage des orifices naturels et admettre qu'il peut être aussi résorbé par la surface qui le sécrète. Mais est-ce à dire qu'on ne puisse voir une cause au moins adjuvante de septicémie dans son absorption par l'intestin? Qui n'a été frappé du dépérissement rapide des malades qui, présentant une tumeur ulcérée située à l'entrée des voies digestives, avalent constamment une sanie putride, tandis que nous voyons tous les jours ceux qui portent dans d'autres régions des tumeurs même plus volumineuses et plus largement ulcérées, n'offrir que bien plus tard comparativement les signes de la cachexie?

M. Blum rapporte un cas de périostite suppurée du maxillaire inférieur ; le malade fut pris de septicémie aiguë et mourut. Il cite encore trois exemples de fracture du maxillaire inférieur, empruntés à M. Richet. Les trois malades ont présenté les mêmes accidents septicémiques et ont également succombé. Ces observations sont remarquables par l'indentité presque absolue des phénomènes qui ont marqué l'apparition et le cours de la septicémie: formation de sanie putride, puis de pus infecte dans la bouche, fétidité de l'haleine, perte de l'appétit, vomissements, frissons irréguliers, diarrhée, épistaxis, symptômes généraux typhoïdes et mort. M. Richet compare la nature des accidents qu'il a observés dans ces trois cas à ceux qu'on voit survenir chez les individus qui sont en proie à une vaste suppuration et qui périssent à la longue par la pénétration dans le sang des éléments putrides contenus dans le foyer. Ils n'en diffèrent que par la promptitude avec laquelle ils déterminent la mort, ce qui peut s'expliquer par la pénétration plus rapide et pour ainsi dire en masse des éléments infectants dans le tube digestif et peut-être aussi par la respiration (1).

Nous avons observé l'année dernière, à l'hôpital Lariboisière, un malade qui à succombé à la suite de l'ouverture dans le pharynx d'une vaste collection purulente occupant la région sous-maxillaire. Ce fait peut être utilement rapproché des précédents; nous allons en résumer les principaux traits :

Colpin (Edmond), 38 ans, boulanger, entre le 4 mars 1870 à l'hôpital Lariboisière, salle Saint-Louis, n° 13. Service de M. Verneuil.

Il y a trois semaines, début de la tuméfaction dans la région sous-maxillaire droite. Pas de maux de dents, pas d'angine antérieure. Fièvre, constipation, anorexie, symptômes d'embarras gastrique prononcés depuis huit jours surtout.

Aujourd'hui, grande collection fluctuante sous-maxillaire, s'étendant depuis la partie médiane jusqu'à la partie la plus reculée de la région. Rougeur intense, violacée, au fond de la gorge. Paroi latérale droite du pharynx refoulée en dedans. Déglutition impossible. Pouls large et fréquent. Malaise général ; abattement.

5 mars. Crachement de sang abondant pendant la nuit dernière. La tumeur a considérablement diminué de volume. On suppose que l'abcès s'est ouvert dans le pharynx. Temp. 39,3; le soir 39°.

Le 6. La tumeur s'est encore affaissée. Même état général. Le soir la température s'élève à 40°.

Le 7. Un peu de délire pendant la nuit. M. Verneuil incise la partie la plus saillante de la tumeur. Il retire du foyer deux ganglions complètement ramollis. Contre-ouverture en bas et en avant.

(1) Blum, loc. cit., p. 66.

(Tube à drainage, injections iodées.) Dans la journée, vomissements, délire qui se continue pendant la nuit.

Le 8. Prostration profonde; toux légère, râles muqueux aux deux bases.

Le 9. Toujours du délire ; congestion pulmonaire intense.

Le 10. Même état. Dépérissement rapide. Temp. 40,2.

Le 11. Emaciation complète. Adynamie absolue.

Le 12. Mort le matin. Pendant l'agonie, Temp. 42,5.

A l'autopsie on trouve un vaste foyer purulent situé sous le sterno-mastoïdien et rempli de débris putrilagineux. Il s'étend jusqu'à la paroi du pharynx ; celle-ci est complètement ramollie, et le doigt peut facilement passer du dehors dans cette cavité.

Les poumons sont très-congestionnés.

La rate énorme et diffluente.

Les autres organes sont sains.

Ainsi, voilà encore un malade chez lequel la terminaison fatale nous semble avoir été, non pas uniquement déterminée, mais au moins singulièrement hâtée par l'introduction quotidienne d'un liquide putride dans les voies digestives pendant sept jours consécutifs, grâce à la communication spontanément établie entre le pharynx et la cavité du foyer purulent.

De ces faits que pouvons conclure? Que la septicémie a été purement intestinale? Loin de là notre pensée. Ici, comme on l'a dit avec raison, « l'observation est complexe et il faut tenir compte de l'intoxication qui se fait simultanément par la plaie (1). » Mais ce qu'il y a de certain, c'est que les malades ont ingéré des substances septiques ; cela doit être pris en sérieuse considération. Aussi, même chez ces sujets où la suppuration n'a pas été d'une très-longue durée, si une large part revient à la surface sécrétante, si elle a eu son influence propre dans la genèse des accidents septiques, est-ce une raison

(1) Blum, loc. cit., p. 31.

pour la lui attribuer exclusivement et, dans tous les cas sans distinction, en dépouiller absolument le tube digestif?

Qu'on ne s'étonne pas, ici comme dans tout le cours de cette étude, de nous voir faire si souvent des restrictions, et entre deux causes également acceptables ou même entre un plus grand nombre, n'accorder à aucune d'elles le premier pas. Cette hésitation ne leur enlève en rien leur valeur respective. Nous sommes persuadé que dans l'étude des maladies, dans la pathogénie surtout, une proposition n'a pas besoin, pour être exacte, d'être exclusive et absolue. Il faut toujours admettre la complexité et la simultanéité des causes, comme celle des effets. C'est par là qu'on arrive à grouper les espèces, au lieu de différencier les variétés; à perfectionner la pathologie générale, véritable but de la science moderne, au lieu de s'égarer dans la voie trop encombrée des entités morbides.

II.

DE LA SEPTICÉMIE CONSÉCUTIVE A LA RÉTENTION DES MATIÈRES INTESTINALES.

Ici, nous n'avons plus à nous occuper des matières putrides venues du dehors; le malade seul est justiciable de son propre empoisonnement, en engendrant dans son canal digestif des substances septiques. Généralement, cette autotoxémie reconnaît pour cause un obstacle au cours des matières intestinales; cependant, comme elle est compatible avec certains troubles digestifs, dans lesquels l'intestin conserve son calibre normal, avec une simple rétention accidentelle et passagère, nous dirons d'abord quelques mots de ces derniers cas, avant d'aborder l'étude des phénomènes consécutifs aux occlusions proprement dites.

§ 1. *Rétention des matières sans occlusion de l'intestin.* (*Constipation, Embarras gastrique*).

La constipation nous offre le type le plus parfait de cette rétention simple du contenu de l'intestin. On s'étonnera peut-être de nous voir placer au nombre des causes de la septicémie un état morbide si commun et d'ordinaire si peu grave. Mais déjà de plus autorisés que nous ont émis à cet égard une opinion qui ne peut que nous encourager à les suivre dans la voie qu'ils nous ont tracée. M. Chalvet (1), dans un mémoire sur le rôle des matières extractives dans la production des maladies, s'exprime ainsi : « De nombreuses analyses de matières fécales me font supposer que la dyspepsie, l'état de malaise, les frissons erratiques qui tourmentent les personnes habituellement constipées, peuvent être attribués à l'absorption incessante des principes septiques provenant de la décomposition des matières trop longtemps retenues dans le gros intestin» (1). Si la distension, la congestion du rectum, si le sentiment de gêne et de pesanteur qui en résultent tiennent uniquement à la quantité excessive et à l'accumulation des matières, il n'en est plus de même de ces phénomènes qui surviennent du côté du système nerveux et des organes des sens, des douleurs de tête, des étourdissements, de

(1) Chalvet, Note sur le rôle des matières dites extractives dans les maladies. Gazette des hôpitaux, 1868, p. 7.

la somnolence, des frissons, de cette prostration générale qui rend le malade aussi inapte qu'indifférent à
toute espèce d'occupation. Où trouver ailleurs que dans
une intoxication l'explication de ces accidents? Sans
doute, on rencontre des individus sujets à de longues
constipations et qui n'en paraissent pas éprouvés ; mais
cela n'a rien qui doive nous surprendre, encore moins
nous faire changer d'avis. Ici comme ailleurs, l'habitude joue son rôle. Par l'habitude, l'absorption des poisons les plus violents, pris même à dose excessive, peut
devenir en quelque sorte un acte physiologique. Mais il
faut remarquer deux choses : c'est qu'il est bien peu
d'individus habituellement constipés dont les fonctions
digestives ne soient pas plus ou moins en souffrance et
dont la santé générale ne reçoive aucune atteinte ; c'est
qu'enfin ce n'est pas sans danger que se produirait une
rétention aussi prolongée des matières fécales chez
un sujet qui ne s'y serait pas progressivement accou-
tumé.

De la constipation à l'embarras gastrique il n'y a
qu'un pas. L'embarras gastrique constitue tantôt à lui
seul un état morbide, tantôt il n'est que le prélude d'une
maladie plus longue, plus grave, et qui se développera
ultérieurement avec un appareil symptomatique spécial. Quoi qu'il en soit, on peut, dans la plupart des cas,
lui appliquer ce que nous avons dit de la constipation,
qui en est ordinairement le phénomène capital, et qui
peut en être par elle seule la cause première. Souvent,
en effet, l'embarras gastrique n'est que le complexus
symptomatique d'une rétention des matières intestinales
et de l'absorption consécutive de leurs produits de décomposition. Mais ce n'est pas seulement cette rétention

qui peut lui donner naissance ; que des aliments soient ingérés en trop grande quantité, que leur qualité soit défectueuse, en un mot, qu'il y ait obstacle à la libre action des liquides digestifs sur les matières soumises à leur élaboration, et nous verrons l'embarras gastrique se produire.

« Lorsque les peptones de la digestion, dit M. Chalvet, (1) ne sont pas en trop grand excès et qu'elles ont subi une élaboration convenable, elles se mêlent au sang sans déterminer de troubles fonctionnels, tout au plus un léger sentiment de frisson. Il n'en est pas de même dans les conditions opposées. Non-seulement on peut observer alors le phénomène de la fièvre, mais encore des désordres anatomiques dans certains organes et une modification générale de l'économie tout entière. » Ici, en effet, comme lorsqu'il y a rétention, la putridité des matières intestinales est opportune ; c'est à elle qu'il faut rapporter les phénomènes morbides.

Envisager, dans certains cas, l'embarras gastrique comme une septicémie intestinale proprement dite, c'est ouvrir une voie à des rapprochements intéressants. Entre l'embarras gastrique le plus simple et l'embarras gastrique fébrile qu'on a appelé fièvre gastrique, entre celui-ci et cette fièvre typhoïde si légère qu'on n'a su mieux la désigner que sous le nom de *febricula*, quelle différence réelle y a-t-il, quelle distinction peut-on établir ? Les symptômes sont les mêmes ; ils ne diffèrent que du plus au moins, c'est-à-dire d'intensité et de durée. Il n'y a donc pas là qu'une simple analogie, et l'identité des effets est la conséquence nécessaire de celle des

(1) Chalvet, loc. cit.

causes. Pour nous les dothiénentéries réellement spon-
tanées, c'est-à-dire affectant des sujets placés en dehors
de toutes les conditions pathogéniques ordinaires, pourraient peut-être s'expliquer par une autotoxémie : celle-
ci étant d'ailleurs d'autant plus grave que sa source est
plus abondante, plus durable, et que la constitution de
l'individu le rend plus apte à la réception de la matière
septique.

Puisqu'une digestion mauvaise et incomplète peut à
elle seule être une cause de septicémie intestinale, puisque
l'absorption des matières putrides est d'autant plus fu-
neste que les sujets lui offrent moins de résistance, ne
peut-on pas se demander si certaines maladies de l'enfance ne reconnaissent pas une semblable origine ? L'hy-
pertrophie du foie, l'adénopathie abdominale, le scrofu-
lisme seraient chez les jeunes enfants, pour M. Chalvet (1),
la suite d'une alimentation défectueuse ou prématurée,
ce qui revient au même, car l'alimentation prématurée
est défectueuse en ce sens que l'enfant n'attaque pas suf-
fisamment les aliments et que ceux-ci peuvent se putréfier librement dans l'intestin. On a dit que le lait non
digéré se coagule dans l'estomac, et que la grande quantité de caséine qui y est contenue engendre plusieurs
produits de putréfaction, parmi lesquels on trouve la
leucine : « Celle-ci, par sa solubilité dans l'eau, est bien
vite entraînée dans la circulation ; elle offre alors une
véritable source de putridité, et donne naissance
aux fièvres muqueuses, aux entérites, aux ménin-
gites (2). »

Ces déductions n'ont rien que de très-rationnel, mais

(1) Chalvet, loc. cit.
(2) Hoffmann, Journal des Connaissances médicales 1870, p. 13.

nous ne devons pas insister davantage sur cette question ; car, si intéressante qu'elle soit, elle n'est pas suffi-
samment élucidée pour justifier un plus long développe-
pement.

§ 2. *Rétention des matières par occlusion de l'intestin.*
(Étranglement interne. Hernies.)

Pour entrer dans une voie plus sûre, nous allons nous
occuper maintenant de la septicémie consécutive aux
occlusions de l'intestin. Ses causes sont multiples. Que
les matières intestinales soient arrêtées subitement dans
leur cours par un étranglement, ou qu'une tumeur, qu'un
rétrécissement organique, après avoir diminué peu à
peu le calibre de l'intestin, arrive à l'effacer complètement, le résultat est le même : la septicémie est imminente. Cependant, dans ces derniers cas, la question est
complexe; loin d'être instantanée, la rétention ne se
produit que graduellement; elle devient presque physiologique. Pendant des mois, des années même, le
malade s'habitue à cette constipation progressive qui, en
modifiant les conditions normales, modifie en même
temps les conditions pathologiques. Aussi, pour ne pas
surcharger inutilement cette étude de faits dont l'inter-
prétation peut donner matière à discussion, nous envi-
sagerons spécialement les occlusions proprement dites.

L'*étranglement* peut être externe ou interne ; mais que
le resserrement de l'intestin soit causé par une bride
péritonéale, un diverticulum, une invagination, un vol-
vulus, ou un des anneaux de la cavité abdominale, le
mécanisme, la marche, la physionomie des accidents
sont identiques. Aussi n'établirons-nous pas de catégo-

ries entre ces différentes espèces d'étranglement. Nous ferons aussi remarquer que, dans les hernies, la septicémie peut se produire aussi bien quand il y a seulement engouement ou péritonite herniaire, que lorsque l'intestin est véritablement étranglé, pourvu toutefois que ces accidents puissent amener le phénomène primordial indispensable, la rétention des matières.

Cela posé, cherchons à tirer de nos observations les enseignements qu'elles comportent. Ce n'est pas ici le lieu de retracer entièrement la symptomatologie des occlusions intestinales ; elle a été, de tout temps, l'objet de savantes descriptions. Nous voulons seulement en faire ressortir les caractères les plus intéressants au point de vue qui nous occupe, mettre en lumière les faits spéciaux qui nous semblent relever de la septicémie intestinale.

L'étranglement de l'intestin, dans la majorité des cas, se traduit par un ensemble de phénomènes généraux qui rappellent souvent à s'y méprendre ceux du choléra. Cette analogie n'a pas manqué d'attirer l'attention des observateurs. « Le trouble apporté aux fonctions vitales, dit M. Demarquay, est tel que, dans certains cas, on a pu considérer comme atteints de choléra des malades affectés de hernie étranglée (1). » Il cite à l'appui un cas où l'on commit d'abord une erreur de diagnostic ; erreur excusable sans doute, si l'inspection attentive des parois abdominales ne faisait connaître la source des accidents, mais qu'il est peut-être plus facile encore de commettre quand il s'agit d'un étranglement interne et qu'il n'y a pas encore de signes assez caractéristiques pour en faire sûrement constater la présence.

(1) Demarquay, Gazette des hôpitaux, 1860, p. 595.

Peau froide, livide, sans souplesse, dépourvue d'élasticité, marquée par places de taches hémorrhagiques, gangréneuses même en certains points ; abaissement de la température ; lèvres violettes, langue glacée ; yeux excavés, atones, sans expression ; pouls insensible ; voix éteinte ou même aphonie complète ; urines rares ou presque entièrement supprimées ; tel est le tableau que nous offrent les malades atteints d'occlusion ; à part les vomissements fécaloïdes et la suppression des selles, conséquence forcée de l'obstruction des voies digestives, la ressemblance avec le choléra n'est-elle pas frappante ?

Mais il ne suffit pas de jeter un coup d'œil général sur l'ensemble symptomatique de la maladie. Il faut étudier d'une manière plus approfondie l'ordre dans lequel se manifestent les accidents, leur marche, leur durée, leur terminaison ; enfin discuter la nature de chacun d'eux et leurs rapports avec la septicémie.

Les accidents causés par l'étranglement intestinal peuvent être divisés en *primitifs* et *secondaires*, séparés dans un grand nombre de cas par une *période intermédiaire*.

Les accidents primitifs débutent avec la lésion elle-même. Douleur, vomissements, abaissement de la température, tels sont leurs caractères essentiels. Au moment où l'occlusion se produit, le malade ressent, soit dans la profondeur de l'abdomen, soit au niveau de l'un de ses orifices, une douleur d'autant plus vive que l'intestin est plus fortement tiraillé ou pincé, et qui s'irradie principalement du côté de l'ombilic et de l'épigastre. Presque aussitôt arrivent les nausées, puis les vomissements de matières alimentaires ou bilieuses ; la peau est froide, couverte de sueur ; la face pâle, anxieuse, grippée; le pouls petit, misérable; la température descend au-dessous du chiffre normal. Ce dernier symptôme est plus difficile à constater; il est rare qu'on ait l'occasion de prendre la température chez l'homme au moment même où l'étranglement a lieu; les malades ne viennent le plus souvent réclamer des soins que quelques jours plus tard, alors que cette première période est déjà passée. Nous n'avons observé qu'une fois une hernie étranglée depuis deux heures seulement. Le thermomètre marquait 35°8 (obs. I). Aussi a-t-on eu recours à l'expérimentation. Sept fois sur onze M. Demarquay a constaté un refroidissement à la suite de la ligature d'une anse intestinale (1). La clinique nous donne quelquefois l'occasion de répéter sur l'homme une expérience sensiblement analogue; nous voulons parler de l'application de l'entérotome dans les cas d'anus contre nature. Tantôt le malade semble presque insensible à la compression de l'intestin; tout se borne à une douleur qui disparaît rapidement; il n'y a pas de refroidissement; tantôt celui-ci est plus ou moins marqué, mais constant, et se répète régulièrement à chaque nouvelle application. Dans ce dernier cas, il s'accompagne de symptômes généraux tout à fait semblables à ceux que nous venons d'indiquer (obs. II, III).

Tels sont ordinairement les phénomènes qu'on observe pendant les premières heures qui suivent l'étranglement; ils peuvent persister et aller en augmentant jusqu'à l'apparition de ceux dont nous parlerons plus loin; mais, en général, au bout de dix, quinze, vingt-quatre heures, plus ou moins, suivant les sujets, une

____

(1) Demarquay, loc. cit.

sorte de rémission s'établit; c'est elle qui constitue le stade intermédiaire.

La douleur a diminué; chez quelques malades elle est absolument nulle, ou ne se réveille que par la toux, par la pression. Les vomissements sont plus rares; les traits sont fatigués, mais n'ont plus ce cachet d'angoisse et d'anxiété de la première heure. Interrogez les malades dont l'intestin est étranglé depuis un ou deux jours seulement; ils vous diront qu'ils ont éprouvé tout d'abord des accidents, tels que nous les avons décrits; mais la plupart se sentent mieux; enfin, ce qui est caractéristique dans cette période, le thermomètre remonte; il oscille autour du degré physiologique, mais ne s'en écarte pas sensiblement (obs. IV à XI).

Malheureusement cette rémission apparente, quand elle existe, n'est pas de longue durée. Vers le quatrième ou cinquième jour, rarement plus tôt, souvent plus tard, les accidents reparaissent avec une nouvelle intensité. Les selles, bien entendu, demeurent supprimées, comme elles le sont dès le premier jour; le ventre se ballonne et se tend; sans être aussi douloureux que dans la péritonite, il est sensible à la pression. Dans les hernies, par suite du travail pathologique qui s'établit au niveau de l'anse étranglée, la douleur est plus vive vers le collet du sac. Les vomissements changent de caractère; de bilieux et alimentaires, ils deviennent fécaloïdes; séparés par de rares intervalles, ils sont quelquefois presque continus, incoercibles; des nausées, une odeur infecte dans la bouche, tourmentent constamment les malades. Le pouls est insensible, la voix éteinte; les urines sont diminuées souvent en proportion considérable; on observe chez quelques sujets des crampes dou-

loureuses dans les muscles. La face n'a plus d'expression ; elle offre le type de l'hébétude, de l'anxiété la plus
vive ; la parole est pénible, embarrassée ; l'intelligence
semble atteinte aussi par cet abattement général qui
s'empare de tout l'organisme. La langue, les extrémités
se refroidissent ; l'enveloppe cutanée tout entière parti-
cipe bientôt à cette algidité ; elle devient violacée, elle
perd sa souplesse. Le thermomètre accuse un nouvel
abaissement de la température ; il peut descendre de
plusieurs degrés au-dessous de la normale. Généralement l'algidité va en augmentant pour atteindre sa plus
basse limite au terme de la maladie (obs. XII à XIX). Il
faut faire exception toutefois pour la température ago-
nique proprement dite, qui présente souvent dans les
mêmes affections de si grandes différences.

Il est rare que la marche de l'étranglement intestinal
s'écarte beaucoup de celle que nous venons d'esquisser.
Cependant les accidents n'ont pas toujours une succession aussi régulière, n'affectent pas toujours un ordre
aussi déterminé. Ils débutent quelquefois si brusquement et si violemment, ils se pressent tant, ils empor-
tent si rapidement le malade, sans perdre néanmoins
aucun de leurs caractères, qu'ils sont alors à ceux qu'on
observe habituellement ce qu'est au choléra ordinaire le
choléra foudroyant (obs. XX). D'autres variétés tiennent
surtout à des conditions qui dépendent bien plus des
malades que de la maladie elle-même. C'est ainsi que
chez ceux qui sont ordinairement constipés, chez des
femmes surtout, comme il est fréquent d'en rencontrer,
qui ne vont à la selle qu'une ou deux fois tous les huit
jours, et même moins, les accidents peuvent être plus
tardifs et causer moins promptement la mort que chez

les individus dont les fonctions digestives s'exécutent avec régularité.

Quand on ne fait pas cesser la source du mal, c'est-à-dire l'étranglement, la mort termine fatalement la scène ; mais si l'art intervient, la guérison peut être obtenue, non-seulement quand on s'y prend dès le début, mais alors même que le malade est déjà en proie à tous les accidents secondaires, alors même qu'il y est en proie depuis si longtemps que son état semble complètement désespéré (obs. XXI, XXII). Dans ce cas, outre la cessation des symptômes généraux, un des faits les plus remarquables est le retour de la température à l'état normal ; elle peut même s'élever un peu, mais il faut ici tenir compte de l'influence exercée par l'opération, par la fièvre traumatique qui en est la conséquence.

Nous ne nous sommes occupé jusqu'ici que des cas simples, c'est-à-dire de ceux où aucune complication ne vient modifier l'allure de la maladie ou accélérer sa marche. Il en est une cependant qui n'est que trop fréquente et qui mérite à ce titre d'attirer notre attention, la *péritonite* (obs. XXIII à XXXI). Tantôt elle est contemporaine de l'étranglement intestinal, alors c'est elle qui domine la scène ; les symptômes sont ceux de toute phlegmasie péritonéale aiguë, et la plupart du temps les malades succombent avant que d'autres phénomènes aient eu le temps de se manifester. D'autres fois, elle survient au début de la période secondaire ou même au milieu de celle-ci. Les symptômes sont plus obscurs ; ce ne sont plus ceux de l'étranglement pur et simple ni ceux de la péritonite franche ; ils tiennent à la fois des uns et des autres. La température est variable ; la plupart du temps elle oscille aux environs de la normale ; elle est quel-

quefois un peu plus élevée ; mais rarement elle la dépasse
de beaucoup. Enfin la péritonite peut être tardive ; elle
apparaît tout à fait dans les derniers jours, peu de temps
avant la terminaison de la maladie. Dans ce cas, son
influence semble passer inaperçue ; elle est masquée par
les manifestations propres à l'étranglement et se réduit
presque à un simple phénomène local. Elle ne modifie
ni la température, qui reste basse, ni les symptômes
généraux. Nous reparlerons plus loin, sous un autre
point de vue, de cette grave complication.

§ 3. — *Nature des accidents consécutifs à l'occlusion.*

Reste à résoudre une question de la plus haute impor
tance, et qui nous intéresse particulièrement. A quoi
sont dus les accidents de l'occlusion intestinale ? Est-ce
à une seule et même cause ? Leur nature, au contraire,
est-elle différente selon qu'on les envisage au début de
la maladie ou à une période plus avancée ? Cette dernière hypothèse est pour nous la plus vraisemblable :
*les accidents primitifs sont nerveux, les accidents secondaires
sont septicémiques.*

Au moment où l'étranglement se produit et dans les
heures qui suivent, on ne peut songer à une intoxication comme celle que nous invoquerons tout à l'heure.
Or, la physiologie normale et pathologique nous permet
d'expliquer rationnellement ces premiers symptômes.
Ce sont des phénomènes sympathiques, analogues à
ceux qui accompagnent toute douleur vive et subite,
comme dans les coliques hépatique et néphrétique, la
péritonite traumatique ou par perforation. Mêmes vo-

missements sans caractère spécial, même abattement,
même algidité. M. Brown-Séquard pense que l'exci-
tation des nerfs splanchniques agit d'une manière réflexe
sur le cœur, d'où une sorte d'état lipothymique avec
refroidissement général. Ainsi, au début la lésion anatomique, c'est-à-dire le pincement, la torsion de l'intestin, est donc seule justiciable des manifestations morbides.

Mais comme toutes les actions nerveuses, celle-ci n'est
pas d'une longue durée ; elle s'épuise, témoin cette
rémission passagère que nous avons signalée. Il est
donc nécessaire de chercher à expliquer par un autre
mécanisme les accidents de la seconde période. Nous
l'avons dit, c'est à la septicémie intestinale qu'il faut
les rapporter. Quelles sont les preuves qui nous
portent à croire que l'étranglement proprement dit, est
ici sans aucune influence? L'analogie avec le choléra en est déjà une, car dans cette maladie, maladie septique, le cours de l'intestin est entièrement
libre. En outre, les symptômes propres à l'empoisonnement stercoral ne sont pas du même ordre que
ceux du début, et ils sont séparés de ceux-ci par un
intervalle qui n'existerait certainement pas si la cause
des premiers accidents avait conservé toute sa valeur.
Deux faits remarquables viennent encore à l'appui de
cette opinion : d'une part, les accidents peuvent cesser
pendant que l'obstacle existe encore ; telle est la guérison obtenue dans l'étranglement interne par l'établis-
sement de l'anus contre nature ; l'intestin se vide et
demeure étranglé au-dessous de l'incision. D'autre part,
on voit quelquefois tous les symptômes continuer pen-

dant un certain temps avec la même intensité alors que l'obstacle est levé et que les matières intestinales ont recouvré la liberté de leurs cours. Pourquoi, dans ce cas, une amélioration immédiate ne suivrait-elle pas l'issue de ces matières, et le retour du canal digestif à l'état normal, si la septicémie n'avait eu le temps de s'établir et n'avait introduit dans l'organisme un poison dont les effets se font encore longtemps sentir après que sa source a été définitivement tarie (obs. XXXII) ? Enfin, la stagnation du contenu de l'intestin peut à elle seule provoquer les mêmes accidents, alors qu'il n'y a pas d'étranglement réel, et que des anses intestinales accumulées dans un sac herniaire présentent un simple effacement de leur cavité, sans que ni l'anneau ni le collet du sac n'exercent sur elle une véritable constriction (ob. XXXIII). Donc, si l'étranglement n'est pas en jeu, force est de recourir à une autre cause ; on ne peut naturellement songer à une intoxication venue du dehors ; par conséquent, c'est au malade lui-même qu'il est juste de la rapporter.

Ces raisons ne paraissent-elles pas suffisantes ? Demandons-en de nouvelles aux causes de la mort dans les occlusions. Nous y trouverons des preuves de plus que non-seulement la septicémie intestinale existe dans tous les cas, mais encore qu'elle peut à elle seule amener la terminaison fatale. De quoi meurt-on, en effet, quand l'intestin est obstrué ? De péritonite, disent les auteurs, de gangrène de l'intestin, ou, quand aucune de ces complications ne se produit, de la *prostration*, de la *perturbation* qui résultent de l'étranglement. Un mot sur chacun de ces cas.

Rien de plus fréquent, à l'ouverture des cadavres, que de trouver le péritoine enflammé, tapissé de fausses membranes, baigné par un liquide séro-purulent plus ou moins abondant, et cela même en l'absence de toute perforation intestinale, par simple propagation. Mais faut-il pour cela laisser complètement de côté la septicémie? Non; parce qu'elle n'est pas ici une cause immédiate de mort, ses effets ne s'en font pas moins sentir par les modifications constantes qu'elle imprime à l'aspect général de la maladie. Les symptômes typhoïdes, cholériformes, qu'elle revêt et sur lesquels nous avons déjà insisté, sont le propre des péritonites septicémiques; et, sans nier la part qui revient aux produits d'inflammation développés à la surface du péritoine, il faut toujours tenir compte de l'absorption des produits septiques qui a lieu dans la cavité même de l'intestin. La fièvre puerpérale se caractérise souvent par une péritonite. Or, qui ne reconnaîtrait que dans ce cas la phlegmasie abdominale revêt une allure spéciale, que les phénomènes généraux portent le cachet d'une intoxication, d'une putridité qui domine la forme, la marche et la terminaison de la maladie?

Pour prendre encore un exemple, dans un autre ordre d'idées, considérons un sujet atteint d'endocardite : si étendue que soit la phlegmasie, si grave que paraisse l'état du malade, dût la mort elle-même en être la conséquence, qu'observera-t-on? De la douleur précordiale, des troubles fonctionnels du cœur, l'accélération, l'irrégularité du pouls, l'élévation de la température, des désordres circulatoires, pulmonaires ou périphériques. Mais qu'une ulcération envahisse l'endocarde, la scène change : la maladie prend un caractère particulier; elle est dite typhoïde, autant dire putride ou septicémique. Pourquoi? Est-ce que l'ulcération, en tant que lésion anatomique, rend les valvules insuffisantes, inaptes à remplir leurs fonctions? Mais nous voyons tous les jours des malades atteints de lésions valvulaires anciennes bien autrement considérables, bien autrement déformantes, et qui ne présentent pas cet état général grave dont nous parlons. Non, c'est que le sang, baignant la surface ulcérée, entraîne incessamment les matières putrides qui s'en détachent, matières que l'analyse chimique et microscopique y a retrouvées et qui ont déterminé une intoxication. Eh bien, dans les occlusions intestinales, il en est de même pour la péritonite ; elle est toujours aggravée, toujours modifiée par la septicémie. Nous ne parlons, bien entendu, ni de celle qui débute dans les premiers jours, ni de celle qui succède aux perforations de l'intestin à l'intérieur de la cavité abdominale. Ces deux cas ne doivent pas nous arrêter. Nous ferons seulement remarquer que, dans le second, la rapidité quelquefois foudroyante de la phlegmasie, la gravité toute spéciale de ses symptômes, peuvent relever jusqu'à un certain point de l'action délétère des principes septiques versés par l'intestin dans le péritoine. Car les péritonites nées sous l'influence d'un épanchement de sang, de sérosité, d'un liquide quelconque non toxique, d'un corps étranger même, ne présentant pas toujours une marche aussi promptement envahissante, ne déterminent pas toujours aussi vite une telle défaillance physique et morale, une telle prostration générale de tout l'organisme. C'est ce qui se passe, d'ailleurs, non-seulement dans le péritoine, mais dans tous les tissus au contact des matières putrides : c'est ce qu'on observe dans les infiltrations d'urine, dans les abcès stercoraux.

La gangrène a été donnée aussi comme une cause de mort dans les occlusions intestinales ; mais, qu'est-ce que mourir de gangrène ? A quoi succombent ces malades qui n'ont qu'un sphacèle limité du pied ou de la jambe, et qui offrent cependant des symptômes si graves, sans que la lésion locale ait aucun rapport nécessaire avec les organes essentiels à la vie ? L'étendue de la mortification ne signifie rien, sans quoi la mort générale suivrait forcément toute mort locale un peu considérable, et quelle est, par exemple, la mort locale plus vaste qu'une amputation de cuisse, dont on guérit ? On meurt à la suite de la gangrène, parce que la gangrène engendre des produits de putréfaction, des matières septiques ; parce que, de la gangrène à la putridité, à la septicémie, il n'y a qu'un pas, et que ce pas est bientôt franchi. Cela est si vrai qu'il faut souvent rapporter au sphacèle, bien plus qu'au pus, l'infection putride qui suit certains traumatismes ou certaines opérations. On ampute une jambe chez un sujet qui présente les meilleures conditions de guérison ; on l'isole, on fait une occlusion complète de la plaie, le contact de l'air est absolument évité ; quelques jours après, des accidents apparaissent. La plaie a pourtant un bon aspect ; mais on découvre une tache livide sur un des lambeaux ; la circulation s'y fait mal, les rameaux vasculaires qui l'alimentent sont peut-être athéromateux ; quelle qu'en soit la cause, il y a un point gangréneux ; la septicémie est déclarée. De même, dans les occlusions intestinales, du moment où il y a nécrobiose des tuniques de l'intestin, il y a imminence de septicémie. Mais, comme il est rare que le sphacèle se déclare avant le temps nécessaire à la décomposition

des matières stercorales, on peut dire qu'il n'agit presque jamais seul, mais que, la plupart du temps, son
influence délétère est associée à celle des matières
putrides intestinales.

Enfin, nous avons dit qu'on pouvait succomber
uniquement par suite de la septicémie intestinale.
Comment, en effet, quand il n'y a ni phlegmasie ni
gangrène, expliquer les symptômes généraux de la
maladie et la mort qui les suit presque fatalement
quand l'obstacle n'est pas levé? Faut-il répéter, avec les
auteurs, qu'on meurt de la perturbation générale qui
est la conséquence de l'étranglement, qu'on meurt
d'*asthénie?* Pour qui cherche à expliquer les choses
autrement que par des mots, ces propositions sont
absolument sans valeur.

Une anse de l'intestin est subitement étranglée par
une cause quelconque. Au bout d'un certain temps, le
malade succombe. Est-ce à la douleur? Mais elle peut
n'être pas très-vive, surtout lorsque la séreuse n'est pas
enflammée; d'ailleurs, si l'on mourait si communément
de douleur, les névroses, qui jouissent pour la plupart
d'un si triste privilége sous ce rapport, tiendraient une
tout autre place dans la nécrologie. Est-ce à une action
nerveuse spéciale, émanant des nerfs splanchniques,
comme dans certaines affections abdominales? Mais
nous savons que les troubles de l'innervation ne durent
pas, et que si la mort reconnaissait une semblable
cause, elle ne surviendrait pas seulement au bout de
huit, dix, quinze jours et même davantage, alors qu'on
peut considérer cette influence comme absolument
épuisée. Meurt-on simplement parce que les matières
fécales ne trouvent pas d'issue et s'accumulent dans

l'intestin, par simple rétention ? Cette question ne mérite pas d'être discutée ; car, si la rétention pouvait exister en tant que phénomène purement mécanique, elle ne donnerait nullement lieu aux accidents septicémiques que nous constatons dans les occlusions. Meurt-on d'inanition ? Sans doute, l'inanition est à elle seule une cause de septicémie, ou tout au moins elle favorise singulièrement l'absorption des substances septiques. Mais les phénomènes caractéristiques de l'étranglement se montrent en général avant ceux qu'on pourrait attribuer à l'inanition, outre qu'ils en diffèrent en plusieurs points. Une abstinence d'une certaine durée est d'ailleurs compatible avec la vie sans amener de grands désordres physiologiques.

Or, si des malades succombent à l'occlusion intestinale sans qu'une des différentes causes que nous venons de passer en revue puisse rendre compte de la mort, comment donc comprendre cette terminaison fatale, si l'on excepte aussi la septicémie ? A quel mode pathogénique, sinon à un empoisonnement putride, attribuer ce complexus de symptômes qu'on nous résume dans les mots de prostration, de perturbation ? Tous les auteurs qui se sont servis de ces expressions ou d'autres analogues pour expliquer la mort dans l'étranglement intestinal ont commis une erreur ; ils ont pris l'effet pour la cause. La prostration n'est qu'un ensemble de phénomènes généraux, ce n'est qu'un symptôme. On n'en meurt donc pas plus que d'épuisement, d'adynamie, d'ataxie. On meurt de la cause première qui a été susceptible de produire ces divers états pathologiques.

En résumé, nous rattachons entièrement à une septicémie les accidents de la seconde période de l'étranglement intestinal. Parmi eux, il en est un dont nous devons dire encore quelques mots : l'abaissement de la température.

Avant tout, il est un point sur lequel nous devons nous expliquer. Nos températures ont été prises dans l'aisselle; quand nous parlons d'algidité, il s'agit donc seulement d'algidité périphérique. Il est permis de croire, en effet, que dans la maladie qui nous occupe. la chaleur centrale reste normale ou même s'élève légè- rement; car il en est ainsi dans le choléra, comme l'ont démontré M. Charcot (1), Güterbock (2), Zimmermann (3), Mackenzie (4). Le thermomètre, placé dans le rectum, oscille en général entre 37° et 38°, tandis qu'en même temps, dans l'aisselle, il peut descendre jusqu'à 32°, 30° et même au-dessous, surtout chez les vieillards. Dans quelques-unes de nos observations seulement, nous avons pris simultanément la température dans le vagin ou dans le rectum et dans l'aisselle; nous avons vu que le degré thermométrique qui mesure la chaleur centrale n'est pas en rapport avec les variations de la chaleur périphérique. Nous regrettons de n'avoir pas songé plus tôt à établir cette comparaison chez tous nos malades ; nous aurions pu en retirer des résultats plus nets dans les cas de septicémie intestinale que nous avons eus sous les yeux. Mais, quoi qu'il en soit, cette lacune n'en rend pas moins intéressante, à notre point de vue, l'étude de la température ; car il ne s'agit pas seulement de prouver que l'algidité de l'étranglement est analogue dans ses

(1) Charcot, Gazette médicale, mars 1866.
(2) Güterbock, Wirchow's Archiv, 1867.
(3) Zimmermann, Deutsche Klinik, 1855.
(4) Mackenzie, Gazette hebdomadaire, 1866.

manifestations à celle du choléra, il faut prouver aussi qu'elle est le résultat d'un empoisonnement putride.

Or, comment expliquer que les matières putrides intestinales abaissent la température, ou du moins ne l'élèvent pas, car si l'algidité réelle n'est que phériphérique, la température profonde n'est pas habituellement élevée comme dans les autres septicémies? Au premier abord, cela semble en contradiction avec les idées reçues, avec les expériences les plus probantes. Pyrogène et septique sont deux mots qui semblent étroitement liés l'un à l'autre. Cependant Bergmann, Weber, Billroth (1) ont prouvé que certaines substances putrides injectées dans le sang abaissent le degré de la chaleur animale; tels sont le carbonate et le sulfhydrate d'ammoniaque, l'acide butyrique, l'acide sulfhydrique. Remarquons que ces produits, qui naissent ordinairement de toutes sortes de putréfactions, trouvent dans le contenu de l'intestin une condition de genèse plus favorable que partout ailleurs, et que les deux derniers même s'y rencontrent, bien qu'en petite quantité, à l'état normal.

Il est donc avéré que si les substances putrides, en général, occasionnent la fièvre, un certain nombre de produits du même genre ont un effet opposé. Il y a des septicémies algides. Mais on peut, à ce propos, nous faire une objection qui paraît trop sérieuse pour que nous n'y répondions pas d'avance. Vous admettez, nous dira-t-on, que, dans la fièvre typhoïde comme dans l'occlusion intestinale, il y a intoxication putride par le contenu de l'intestin, et que cette intoxication agit sur la température; comment se fait-il que, tandis que dans

(1) Billroth, Mém. cit., Archives, 1865 et 1866.

l'étranglement la température est diminuée à la péri-
phérie, et reste à peu près normale dans le rectum, elle
s'élève si haut, même dans l'aisselle, chez les malades
atteints de fièvre typhoïde, chez ceux qui n'ont qu'un
simple embarras gastrique ? C'est que probablement les
matières intestinales, dans chacune de ces maladies, ne
sont pas absolument semblables. Elles ne le sont pas
quant à leurs caractères physiques ; les matières dures
de la constipation, les selles diarrhéiques de la fièvre
typhoïde n'ont ni le même aspect, ni la même odeur
que le liquide putride de l'étranglement ; il est pro-
bable qu'elles en diffèrent autant au point de vue chimique. Dans la fièvre typhoïde, les matières ne séjour-
nent jamais longtemps dans l'intestin ; leur putréfaction
est rapide, mais elles sont rapidement expulsées. Quand
l'intestin est obstrué, leur décomposition peut atteindre
ses dernières limites. Nous sommes heureux de trouver,
dans les leçons de M. Charcot sur la température dans
les maladies des vieillards, une preuve à l'appui de
cette hypothèse. Il fait remarquer qu'on ne peut pré-
voir quelle substance produira la fièvre, quelle l'algidité, vu la variété de la constitution chimique des
substances qu'on appelle généralement septiques ou putrides. « Il est au moins très-vraisemblable, dit-il,
qu'une même substance, qui, prise à un moment donné
de la fermentation putride aura produit la fièvre, pourra,
si on l'emploie à une époque plus avancée du travail
de décomposition, déterminer l'effet inverse, le refroidissement (1). »

On voit donc que les matières putrides peuvent produire tantôt l'algidité, tantôt la fièvre ; on voit aussi qu'à

(1) Charcot, Gazette hebdomadaire, 1869, p. 823.

côté des septicémies absolument algides ou absolument fébriles, il en est d'autres dans lesquelles il y a coïncidence d'une température centrale normale ou légèrement élevée et d'un refroidissement périphérique. Il nous semble que c'est dans cette dernière classe qu'on doit placer, à côté du choléra, la septicémie consécutive aux occlusions de l'intestin.

Maintenant, quelle est la raison de cette différence, souvent si considérable, entre la chaleur des parties profondes et celle des parties superficielles? Nous devons nous borner à poser la question et laisser de côté cette discussion de physiologie pathologique, qui nécessiterait de trop longs développements. Elle nous ferait d'ailleurs sortir, sinon sans intérêt, du moins sans raison, des limites de notre travail.

Que pouvons-nous conclure au point de vue pratique de cette étude de la septicémie intestinale dans les occlusions? C'est qu'il faut opérer de bonne heure. Aussitôt que dans les hernies un taxis modéré est resté sans résultat, ou que dans l'étranglement interne les moyens ordinaires sont demeurés sans effet, il est inutile d'aller plus loin; on ne ferait que perdre un temps précieux. L'opération immédiate, en donnant aux matières un libre cours, prévient leur putréfaction, prévient la septicémie imminente; et c'est surtout à cela qu'il faut rapporter les succès obtenus par les chirurgiens qui ont pour principe d'attaquer d'emblée l'étranglement, et même, quand la voie physiologique ne peut être rétablie, d'en pratiquer une artificielle. N'oublions pas toutefois que si les chances de guérison sont en raison directe de la précocité de la kélotomie ou de le gastrotomie, il ne faut pas cependant renoncer à tout espoir, ni rester inactif, alors même qu'on est appelé à une époque avancée et que l'empoisonnement est déjà déclaré. Non-seulement, en agissant alors, on ne peut aggraver l'état du malade ; mais encore on peut sauver des sujets qui semblent presque condamnés sans retour. C'est pourquoi, s'il n'est jamais trop tôt pour lever l'obstacle qui oblitère l'intestin, on peut dire aussi qu'il n'est jamais trop tard.

CHAPITRE IV.

Observations.

On trouvera peut-être la plupart de nos observations très-incomplètes sur plusieurs points ; mais c'est à dessein que nous les avons écourtées. Peu importait, en effet, de décrire minutieusement les symptômes locaux, les détails des opérations, les lésions anatomiques de tous les organes, etc., ce qui nous eût infailliblement exposé à de longues et inutiles répétitions. Nous n'avons cru devoir insister que sur ce qui nous a paru propre à appuyer les idées que nous avons avancées plus haut.

OBSERVATION I. — *Hernie inguinale étranglée. — Température deux heures après l'accident. — Réduction.*

Vellicus (Antoine), 70 ans, tailleur, entre le 24 novembre 1870 à l'hôpital Lariboisière, salle Saint-Louis, n° 22.

Bonne santé habituelle ; depuis 1822, hernie inguinale droite, peu volumineuse, mal contenue par un bandage défectueux, sortant facilement et se réduisant de même.

Le 24 novembre, à sept heures du soir, la hernie sort pendant un violent effort de toux et ne peut être réduite. Douleur vive, coliques, vomissements de matières alimentaires et bilieuses. La température est prise à 9 h., le thermomètre marque 35,8.

La hernie étant d'un volume assez considérable (elle atteint le diamètre d'une tête de fœtus de 7 à 8 mois), on se contente d'élever la tumeur et de la recouvrir d'une couche d'onguent napolitain et d'un cataplasme.

Le 25, au matin. Temp. 37,5 ; le soir, un peu de fièvre, 38,4.

Le 26. La fièvre est tombée. Temp. 37°; une selle dans l'après-midi.

La tumeur diminue peu à peu de volume et deux jours plus tard elle est revenue à son état primitif; l'intestin est refoulé sans peine dans la cavité abdominale.

Obs. II. — *Anus contre nature. — Entérotomie. — Pas de phénomènes consécutifs à l'opération.*

Billot (François), 32 ans, est entré le 17 mai 1871 à l'hôpital Lariboisière, salle Saint-Louis, n° 21, pour une hernie inguinale gauche étranglée. M. Verneuil pratiqua immédiatement la kélotomie; l'intestin, déjà sphacélé, dut être laissé au dehors; il se perfora spontanément, et un anus contre nature s'établit.

C'est pour en amener la guérison définitive que le 20 juillet, après plusieurs cautérisations de l'éperon, on applique profondément l'entérotome de Dupuytren. Le malade est dans un état très-satisfaisant; la veille au soir, la température était de 37,6 ; le matin de l'opération, 37,5.

Deux heures après l'application de l'instrument, le thermomètre marque 37,2 ; le soir, 37,6.

Le malade a ressenti une vive douleur, irradiée à l'ombilic et à l'épigastre; mais elle s'est calmée rapidement. Il n'a eu ni vomissements, ni nausées ; en un mot, aucun phénomène général. L'entérotome est resté en place pendant trois jours; la section est assez étendue pour que son emploi ne paraisse pas de nouveau nécessaire.

Obs. III.— *Anus contre nature. — Entéromie. — Phénomènes d'étranglement consécutifs à chaque application de l'entérotome.*

Jacob, (Marie), 49 ans, a été opérée il y a cinq ans d'une hernie inguinale droite, par M. Cusco, qui a établi un anus artificiel. Elle est entrée au mois d'octobre 1869 à l'hôpital Lariboisière, salle Sainte-Jeanne, pour un prolapsus de l'intestin par l'ouverture anormale.

Au mois de janvier 1871, M. Verneuil fait plusieurs applications successives de l'entérotome de Dupuytren. Chaque fois les phénomènes ont été les mêmes. Douleur très-vive, persistant pendant plusieurs heures, n'ayant même complètement cessé que le lendemain; coliques continuelles; ventre très-sensible à la pression; vomissements répétés; aucun aliment ne peut être supporté; nausées incessantes, hoquet; face pâle, anxieuse, grippée; pouls faible, peau froide; en un mot, symptômes de la première période de l'étranglement intestinal. Chaqe fois aussi la température s'est légèrement abaissée.

La température moyenne de cette femme, prise pendant plusieurs jours à l'état normal, était de 37,2; jamais nous ne l'avons trouvée inférieure à ce degré. Voici les modifications qu'elle a présentées après chaque application de l'instrument :

1re application : 2 h. après, 36,6; le soir, 36,6; le lendemain matin, 36,7.

2e application : 2 h. après, 36,8; le soir, 36,6; le lendemain, 36,6.

3e application : 2 h. après, 36,7; le soir, 36,8.

4e application : 2 h. après, 36,7; le soir, 36,6; le lendemain matin, 36,8.

Constamment, le lendemain soir ou le surlendemain matin au plus tard, le thermomètre était remonté de quelques dixièmes et ne s'écartait plus alors du degré ordinaire.

OBS. IV. — *Hernie crurale étranglée depuis 10 heures.— Température normale.*

Lachat (Marguerite), 66 ans, entre le 21 août 1870 à l'hôpital Lariboisière, salle Sainte-Jeanne, n° 16.

Hernie crurale droite depuis un an. Elle augmente subitement de volume et devient irréductible ce matin à la suite d'un effort. Coliques, vomissements.

A 2 h., Temp. 36,9.

Taxis avec chloroforme sans résultat. Kélotomie immédiate. Masse épiploïque volumineuse recouvrant une petite anse intestinale qui est refoulée après le débridement. L'épiploon est laissé au dehors et en partie réséqué.

A 6 h., Temp. 36,8.

Le 22. Nuit calme; les selles reparaissent dans la journée. Temp. matin, 37,6; soir, 37,6. Les jours suivants l'état devient de plus en

Humbert.   6

plus satisfaisant; l'appétit renaît, les forces reviennent ; les tempé·
ratures ont été :

Le 23. Matin, 37,1; soir, 37,5.
Le 24. Matin, 37,5 ; soir, 37,5.
Le 25. Matin, 37,3; soir, 37,4.

Obs. V. — *Hernie crurale étranglée depuis 24 heures. — Température
normale.*

Didier (Emile), 25 ans, entre à l'hôpital Lariboisière le 3 août
1870, salle Saint-Napoléon, n° 25.

Il porte depuis quelque temps une hernie crurale droite facilement réductible. Il y a 24 heures elle est sortie brusquement pendant un effort, et il a été impossible au malade de la faire rentrer.
Il a ressenti une vive douleur; il a eu des coliques, des vomissements. Il est assez calme en ce moment. Temp. 37,5.

Le malade est chloroformé, et la hernie réduite immédiatement.

Obs. VI. — *Hernie inguinale étranglée depuis 24 heures. — Température normale.*

Prélot (Désiré), 49 ans, entré le 2 août 1870 à l'hôpital Lariboisière, salle Saint-Augustin, n° 13.

Hernie inguinale épiploïque ancienne. Hier, elle a subitement
augmenté de volume par l'addition d'une anse intestinale. Les phénomènes du début, coliques et vomissements, ont cessé. Temp. 37,3.

Réduction par le taxis, le malade étant chloroformé.

Obs. VII. — *Hernie inguinale étranglée depuis 22 heures. — Température normale.*

X..., 27 ans, entré à l'hôpital Lariboisière le 3 janvier 1871,
salle Saint-Ferdinand, n° 7.

Hernie de l'enfance, datant de l'âge de 3 ans, toujours facilement
réductible et bien contenue.

La veille, pendant un effort de toux et de vomissement, issue de
la hernie. Irréductibilité absolue.

Douleur vive, spontanée et à la pression, au niveau de l'anneau.
Il y a eu quelques vomissements sans caractère spécial, peu abon-
dants. Pas de phénomènes généraux. Temp. 37,4.

Le soir, réduction avec anesthésie.

Obs. VIII. — *Hernie crurale étranglée depuis 24 heures. — Température normale.*

P... (Annette), 51 ans, entre le 11 avril 1870 à l'hôpital Lari-boisière, salle Sainte-Marthe.

Hernie crurale très-volumineuse, datant de neuf ans, toujours facilement réductible, n'ayant jamais été maintenue par un bandage.

La veille, elle est devenue irréductible à la suite d'un effort de toux. Aussitôt, douleurs vives et vomissements. Tentatives modérées de taxis, bain, glace, sans résultat. Temp. 37,2. Le soir à 5 h. 37,3.

Le lendemain matin, M. Cusco pratique la kélotomie. Nous n'avons pu suivre la malade depuis cette époque.

Obs. IX. — *Hernie inguinale étranglée depuis 24 heures. Température normale.*

X...., 65 ans, entre au mois d'avril 1870 à l'hôpital Lariboisière, salle Saint-Honoré, service de M. Cusco.

Hernie inguinale ancienne étranglée depuis la veille. Il y a eu des douleurs abdominales, quelques vomissements alimentaires et muqueux ; aucun symptôme grave actuellement. Temp. 37,2. Le soir à 8 h. 37,4, à 10 h. 37,4.

La hernie est réduite par le taxis le lendemain matin.

Obs. X. — *Hernie inguinale étranglée depuis 18 heures. Température normale.*

X..., 25 ans, entre le 7 janvier 1870 à l'hôpital Lariboisière, salle Saint-Augustin, n° 29.

Hernie inguino-scrotale gauche depuis trois ans, facilement réductible et maintenue par un bandage.

Hier, 6 janvier, à six heures du soir, issue de la hernie, qui augmente de volume et devient complètement irréductible. Douleur vive à l'anneau, coliques et vomissements. Temp. 37,4.

Réduction immédiate à l'aide du chloroforme.

Obs. XI. — *Hernie inguinale étranglée depuis 36 heures Température normale.*

X... porte depuis quatre ans une hernie inguinale droite. Le 26 juin 1870, elle augmente de volume et demeure irréductible. Le malade entre le lendemain à l'hôpital Lariboisière, salle Saint-Louis, n° 30. Douleurs abdominales, vomissements sans caractère spécial.

Le 28 au matin. Temp. 37,6.

M. Anger, appelé en l'absence de M. Verneuil, pratique la kélotomie le soir même.

Le 29 au matin. Temp. 38,1.

Deux jours après le malade succombe à une péritonite suraiguë.

Obs. XII. — *Hernie crurale étranglée depuis deux jours et demi. Température légèrement abaissée. Kélotomie immédiate. Guérison.*

X..., 67 ans, entre le 15 avril 1871 à l'hôpital Lariboisière, salle Sainte-Jeanne, n° 20.

Femme maigre, de petite taille ; depuis cinq ans hernie crurale droite du volume d'une noix. Elle n'a jamais été réduite ni maintenue par un bandage.

Le 12. Elle a augmenté de volume ; elle est devenue grosse comme une petite pomme. Coliques, vomissements alimentaires et bilieux, ventre un peu ballonné. Hier, 14, un lavement a fait rendre quelques matières, sans doute du bout inférieur.

Le 15 au matin. Temp. (axill.) 36,5 ; (vag.) 37,4.

M. Verneuil pratique immédiatement la kélotomie. Une masse d'épiploon assez volumineuse est réséquée. Une anse intestinale déjà un peu violacée est réduite après débridement.

Purgatif sans résultat.

Le soir. Temp. (axill.) 36,8 ; (vag.) 37,8.

Le 16. Une selle pendant la nuit. Temp. (axill.) 37° ; (vag.) 38°.

Le soir. Le pouls est fréquent, la peau un peu chaude, le ventre ballonné et douloureux. Temp. (axill.) 37,5 ; (vag.) 38,3.

Le 17. Ces symptômes, qui avaient fait craindre une péritonite, s'amendent. Temp. (axill.) 37,6 ; (vag.) 38,6.

Le soir et les jours suivants les selles reparaissent, elles deviennent régulières ; la plaie marche bien. A la fin du mois, la guérison est assurée ; la température a encore été prise deux fois par jour, jusqu'au 22 avril ; elle n'a présenté aucune modification remarquable.

Obs. XIII (communiquée par notre collègue Huchard). — *Occlusion intestinale. — Septicémie. — Perforation de l'intestin. — Mort.*

Mourot (Alphonse), 29 ans, maçon, entre à l'hôpital Lariboisière le 30 septembre 1869, salle Saint-Vincent, n° 27.

Cet homme, bien constitué et dont les fonctions digestives se sont toujours régulièrement accomplies, est atteint d'une pneumonie. La phlegmasie pulmonaire entre rapidement en résolution. Cependant le malade vomit presque tous les jours des matières alimentaires et bilieuses. Ces vomissements se reproduisent après l'ingestion d'un aliment quelconque.

6 octobre. Le malade se plaint de n'être pas allé à la selle depuis cinq jours. Dans la nuit, vomissement de matières jaunâtres ayant tout à fait l'odeur stercorale.

Le 7. Les vomissements fécaloïdes se reproduisent dans la nuit et dans la journée. Le malade n'a rendu ni matières ni gaz par l'anus, malgré un traitement énergique. Ballonnement du ventre.

Le 8 et le 9. Mêmes accidents ; il y a eu deux selles diarrhéiques peu abondantes (probablement du bout inférieur). Même ballonnement du ventre avec matité sous-ombilicale, et douleur profonde à la palpation de chaque côté de l'ombilic ; quelques anses intestinales se dessinent sous les téguments. Douches rectales, électricité, sans effet.

Le 10. Le malade est dans un état d'adynamie absolu. Il répond à peine, lentement et péniblement, aux questions qu'on lui adresse. La voix est éteinte ; les extrémités se refroidissent. Toujours des vomissements fécaloïdes. Par la percussion, et en faisant changer de position au malade, on constate dans l'abdomen la présence d'une certaine quantité de liquide. La douleur n'est cependant pas très-vive.

Le 11. Aggravation. Deux pilules de croton ont été vomies aussitôt après leur administration. Face hébétée, yeux excavés, regard atone, sans expression ; langue sèche, froide, extrémités glacées. Pouls misérable (80). Perte de l'élasticité de la peau. Prostration générale.

Le 12. L'abdomen n'a pas sensiblement augmenté de volume. Tout à coup, le matin, le malade est pris d'une douleur atroce dans le flanc gauche. Il pousse des cris étouffés, incessants, et meurt à une heure de l'après-midi.

Autopsie. — Occlusion par des brides péritonéales anciennes, qui forment, en s'étendant d'un flanc à l'autre, une sorte de membrane continue. Traces de péritonite récente ; injection, agglutination légère des anses intestinales. Un litre de liquide stercoral, environ, a été versé dans le péritoine par la perforation qui a hâté la mort.

Obs. XIV (communiquée par un notre collègue Huchard).— *Hernie crurale étranglée.— Septicémie.— Mort.*

Raynal (Marie), 43 ans, entrée le 20 octobre 1868 à l'hôpital Beaujon.

Cette femme a eu quatre enfants. Jamais de suites de couches graves ni de péritonite. Elle est habituellement constipée et obligée de prendre des lavements.

Il y a huit jours, douleur vive dans l'abdomen ; vomissements de matières bilieuses qui deviennent fécaloïdes. Ni selles ni gaz rendus par l'anus. Hoquet peu fréquent, mais persistant depuis quatre à cinq jours.

On constate la présence d'une petite hernie crurale de chaque côté. M. Dolbeau réduit celle de gauche assez facilement ; mais celle de droite ne peut être réduite.

Du 21 au 25 octobre, continuation des vomissements stercoraux ; pas de selles ; ventre ballonné ; son tympanique dans toute son étendue. Affaiblissement progressif. Physionomie morne, hébêtée, yeux excavés, peau froide, extrémités glacées, pouls faible, urines rares.

Le 26. L'état a empiré. Stupeur, adynamie profonde, lèvres violettes, téguments livides, hoquet pendant toute la nuit ; vomissements stercoraux répétés.

Mort le 27, à 2 heures.

Autopsie. — Une anse de l'intestin grêle est étranglée par l'appendice vermiforme, dont l'extrémité est adhérente à l'orifice du canal central. Il n'est pas gangrené. Quelques petites ulcérations, très-superficielles, de la couche externe. Commencement de péritonite généralisée.

Obs. XV.— *Occlusion intestinale. Septicémie. Gastrotomie tardive. Mort.*

Montigny (Louise), 66 ans, entre, le 19 mars 1870, à l'hôpital Lariboisière, salle Sainte-Eugénie, n° 9, service de M. Desnos.

D'une bonne santé habituelle, cette femme a eu quatre enfants. Les suites de couches se sont toujours passées sans accident. Depuis quelque temps, elle était habituellement constipée, et n'allait à la selle que tous les trois ou quatre jours.

Il y a quinze jours, elle a été prise de douleurs dans l'abdomen ;

douleurs sourdes, diffuses, sans localisation spéciale. Depuis une semaine, les selles sont absolument supprimées. Ni matières ni gaz n'ont été rendus. Des lavements répétés sont restés sans effet.

20 mars. Depuis lors, le ventre a peu à peu augmenté de volume. Il est aujourd'hui très-ballonné, et les anses intestinales se dessinent sous la peau La palpation n'est pas douloureuse; il n'y a aucun signe de péritonite. Rien par le toucher rectal. Vomissements de matières fécaloïdes.

Le 21, même état; Temp. matin, 36,2; soir, 36,6.

Le 22. Les vomissements continuent. Injections forcées dans le rectum, sans résultat. Temp. matin, 36,8; soir, 36,6.

Le 23. Pouls très-petit, presque insensible; langue sèche, jaune et chargée. Peau froide, sans élasticité. Urines rares. Abattement général. 2 gouttes d'huile de croton, sans effet. Temp. matin, 36,6; soir, 36,4.

Le 24. Adynamie complète, refroidissement général. Temp. matin, 35,2.

M. Verneuil pratique la gastrotomie, par le procédé de M. Nélaton, dans la fosse iliaque gauche. Issue abondante de gaz et de matières liquides d'une grande fétidité.

Deux heures après l'opéeation, même état. Temp., 35,7.

Mort dans la soirée.

Autopsie. — Cancer de l'S iliaque à son union avec le côlon descendant. Une perforation était imminente. Intestin rempli de gaz et de matières décomposées. Pas de trace de péritonite.

Obs. XVI. — Hernie inguinale étranglée. Mort par septicémie
intestinale.

X..., 72 ans, entre, le 24 avril 1872, à l'hôpital Lariboisière, service de M. Cusco.

Il est porteur de trois hernies; une ombilicale et deux inguinales. On ne peut savoir exactement depuis quand il est atteint de cette infirmité.

Il a été pris de vomissements le matin même de son entrée. Il dit n'être pas allé à la selle depuis huit jours.

La hernie ombilicale et l'inguinale gauche sont facilement réductibles. Il n'en est pas de même de celle du côté droit. Elle est assez volumineuse. Les tentatives de taxis les plus modérées provoquent de vives douleurs. Le ventre est souple, peu distendu.

Le 25. Vomissements complètement fécaloïdes. Prostration profonde; respiration stertoreuse; hoquet; peau froide, livide, sans souplesse; voix éteinte, face [grippée, anxieuse. Temp. matin, 36,3, P. 88; soir, 36,8; P. 90.

Le 26. Même état. Temp., matin, 37, P. 100; soir. 36,2, P. 96.

Le 27. Toujours absence complète de selles, malgré tous les moyens employés. Affaiblissement de plus en plus considérable. Temp. 36,1; P. 108.

Mort dans la journée à 3 h.

Autopsie.— Hernie inguinale directe, étranglée par une bride du fascia transversalis. Aucune trace de péritonite.

Obs. XVII (*communiquée par notre collègue Labadie-Lagrave*).
Occlusion intestinale.— Mort par septicémie.

Truchet (Alexis), 32 ans, entré le 6 avril 1870 à l'hôpital Lariboisière, salle Saint-Jérôme, service de M. Jaccoud.

Il est malade depuis trois jours. Au début, coliques très-vives avec ballonnement du ventre. Suppression des selles. Le deuxième jour, vomissements bilieux.

Aujourd'hui, ventre tendu, ballonné surtout à la partie supérieure, avec deux renflements latéraux à l'hypogastre (aucune trace de hernie ancienne ou récente). Face pâle, étirée; pouls fréquent, petit, filiforme. Chaleur modérée de la peau. Langue froide, haleine fétide. Vomissements noirâtres, qui cependant ne sont pas encore absolument fécaloïdes. Temp. matin, 38°; soir, 37,4.

Le 7 avril. Lavements de tabac, huile de croton, sans effet. Temp. matin, 37°; soir, 37,4.

Le 8. Vomissements fécaloïdes ce matin. Ventre peu douloureux. A droite, son tympanique à la percussion; à gauche, matité absolue; urines claires, mais peu abondantes. Une douche rectale fait rendre une petite quantité de matières provenant sans doute du gros intestin. Temp. matin, 36,7; soir, 36,2.

Le 9. Pas de vomissements depuis hier. Même état d'ailleurs. Temp. matin, 36,6; soir, 35,7.

Le 10. Vomissements persistants. Nouvelle tentative de douches rectales sans résultat. Temp., matin, 35,5; soir, 36,3.

Le 11. Huile de croton, 3 gouttes. Electrisation à 2h. de l'après-midi. Expulsion de quelques matières très-dures. Affaiblisssement progressif. Aspect cholérique complet. Temp. matin, 36,5; soir, 36,4.

Le 12. Vomissements fécaloïdes depuis hier. Ils continuent dan la journée. Le malade se plaint de douleurs abdominales vives et s'agite dans son lit. Facies hippocratique, yeux cernés, excavés; langue glacée, peau froide, pouls complètement insensible. Temp., matin, 36,4; soir, 36°.

Mort dans la soirée.

Autopsie : Occlusion par une bride fibreuse dépendant de l'artère ombilicale. Pas de péritonite, pas de perforation.

Obs. XVIII. — *Hernie crurale étranglée. — Septicémie. — Kélotomie. — Mort.*

Dufour (Marguerite), 59 ans, entrée le 26 décembre 1870 à l'hôpital Lariboisière, salle Sainte-Jeanne, n° 29.

Hernie crurale droite depuis trois ans environ. Le dimanche 18, à la suite d'un effort, la hernie sort plus volumineuse que de coutume et ne peut être réduite; coliques vives; suppression complète des selles; vomissements répétés, fécaloïdes, depuis deux ou trois jours.

Aspect cholérique; face pâle, grippée; extrémités froides, cyanosées; perte de l'élasticité de la peau; sécrétion urinaire notablement diminuée depuis quelques jours. Pouls très-petit; refroidissement général. Temp., 35,9.

Le ventre est peu sensible à la pression. La hernie est grosse comme une noix. M. Scaglia, interne du service, pratique la kélotomie. On ne trouve dans le sac qu'un peu de liquide sanguinolent et une petite masse d'épiploon. Temp., soir, 36,5.

On suppose que la hernie s'est réduite spontanément. Mais cette réduction a dû être incomplète, ou du moins l'anse intestinale devait encore adhérer au pourtour de l'anneau; car, dans la nuit, il y a issue abondante de matières par la plaie. L'intestin était probablement gangrené, et il s'est perforé consécutivement à l'opération.

Le 27 décembre. Rien de nouveau. Les matières s'écoulent toujours par la plaie. On cherche par tous les moyens possibles à relever la malade de l'état d'adynamie où elle est tombée, à exciter les fonctions de la peau et à rappeler la chaleur. Temp., matin, 36,6; soir, 36,8.

Le 28. Mêmes symptômes cholériformes qu'au premier jour. Le ventre est souple et non douloureux à la pression. Temp. 35,9.

Mort dans la soirée.

L'autopsie n'a pu être faite.

Obs. XIX. (Communiquée par notre collègue Sevestre).

Hernie crurale étranglée. — Septicémie. — Kélotomie. — Péritonite tardive. — Mort.

J..., 70 ans, entrée le 24 novembre 1868 à la Maison de santé.

Ordinairement bien portante, cette femme ne se connaissait pas de hernie et n'a jamais porté de bandage.

Le 19 novembre à trois heures, après avoir porté pendant quelque temps un enfant dans ses bras, elle fut prise de douleurs vives dans le bas-ventre. Le soir même, vomissements alimentaires. Ils continuent les jours suivants, mais en changeant de caractère; ils deviennent d'un jaune brun et fétides. La douleur abdominale persiste, augmente même d'intensité. Pas de selles ni d'émission de gaz par l'anus.

Au moment de l'entrée, on constate : Hernie crurale droite, très-volumineuse, irréductible, très-douloureuse à la pression. Aspect cholérique, voix cassée, yeux excavés, face bleuâtre, joues et extrémités froides. Perte de l'élasticité de la peau. Le pli fait à la face dorsale de la main persiste pendant plusieurs minutes. Temp. 35,2; P. 116, très-faible.

Le soir, même état. Temp., 35,3.

A 7 heures, M. Guérin pratique la kélotomie. Il s'agit d'une entéro-épiplocèle. La partie de l'anse étranglée est très-altérée, et, au niveau du collet, on voit sur l'intestin une ligne jaunâtre de deux centimètres de long sur deux millimètres de large, transversalement dirigée. Cependant la paroi paraissant encore assez résistante, l'anse herniée est réduite. L'épiploon est laissé dans la plaie.

A 8 h. Temp., 35,3.

Il y a eu une selle assez abondante après l'opération.

A 11 h. Temp., 35,4.

25 novembre. Dans la nuit, deux selles diarrhéiques. La malade est toujours très-faible et à peu près dans le même état que la veille. Elle se plaint de quelques douleurs diffuses dans le ventre. Elles n'ont plus la vivacité ni le siége particulier de celles des premiers jours. Il semble qu'elle marquent le début de la péritonite constatée à l'autopsie. Temp., matin, 36,2; soir, 37,3.

Le 26. Affaiblissement très-prononcé. La malade peut à peine répondre aux questions qu'on lui adresse. La peau est toujours froide et sans élasticité, le pouls insensible. Type de facies cholérique. Temp., matin, 36,4; soir, 33,3.

Mort dans la soirée.

Autopsie.—L'intestin est étranglé par le ligament de Gimbernat. Type d'étranglement par vive arête. Pas de perforation. Les anses intestinales sont légèrement injectées et agglutinées entre elles; on peut cependant les isoler facilement. Il n'y a encore ni fausses membranes ni épanchement séro-purulent. La péritonite est donc de date très-récente.

Obs. XX. — *Hernie inguiuale étranglée. —Accidents à forme septicémique suraiguë. — Mort.*

Lemoine (Auguste), 34 ans, camionneur, entre le 9 mai 1871, à l'hôpital Lariboisière, salle Saint-Louis, n° 12.

Habituellement bien portant (peut-être un peu alcoolique), il porte depuis deux ans une hernie inguino-scrotale gauche. Elle rentrait facilement; le malade ne portait pas de bandage et allait très-régulièrement à la selle.

Le dimanche 7, deux jours avant son entrée, il est pris d'envies de vomir. Malaise général, abattement, grande faiblesse. La hernie est plus dure que de coutume et ne peut être réduite. Depuis lors, pas de selles; vomissements qui, au dire du malade, sont déjà très-fétides.

État actuel : prostration profonde; face pâle, traits tirés, yeux excavés; hoquet, nausées continuelles, vomissements fécaloïdes; voix presque complètement éteinte, urines très-rares, peau froide, sans souplesse (pli cutané persistant), extrémités cyanosées. Crampes très-douloureuses dans les membres; en un mot, symptômes généraux tels que le malade est d'abord envoyé dans une salle de médecine, comme atteint de choléra.—Temp., axill., 36,2, rect., 37,7. — Pouls, 110, presque insensible.

La hernie est grosse comme un œuf de poule, tout à fait irréductible par un taxis modéré; ventre non ballonné, assez souple, peu sensible à la pression. — Le soir, temp., axill., 36,4; rect., 38.

Ces symptômes vont en augmentant : mort à deux heures du matin.

Autopsie.—Anse intestinale étranglée par le collet du sac.— Péritoine légèrement injecté et un peu poisseux; les autres organes sont très-sains.

Obs. XXI. — *Hernie ombilicale étranglée. — Commencement d'intoxication.—Kélotomie. — Guérison.*

Blondet (Lucie), 57 ans, entre le 15 juillet 1870, à l'hôpital Lariboisière, salle Sainte-Jeanne, n° 24.

Elle porte depuis quatorze ans une hernie ombilicale qui n'a jamais causé d'accidents.

Le 12 juillet au soir, elle est prise de douleurs vives dans la région ombilicale; la hernie est un peu plus volumineuse que de coutume, elle est complètement irréductible. En même temps, suppression des selles, vomissements alimentaires d'abord, puis muqueux et bilieux. Ces accidents durant depuis deux jours, la malade entre à l'hôpital le 15. Temp., 36,9.

Rien de particulier dans la journée; lavement purgatif sans effet. Temp. le soir, 37,1.

Le 16. L'état est aggravé. Face anxieuse, grippée, pouls faible, abattement général, vomissements d'un brun verdâtre, d'une odeur fétide. Temp., matin, 36°; soir, 35,8.

Le 17. Même état. Temp., 35°.

M. Anger pratique la kélotomie. Une petite anse intestinale, qui était entourée d'un paquet épiploïque volumineux, est refoulée dans la cavité abdominale.

Après l'opération. Temp., 35,5; le soir, 36°.

Abondante évacuation qui se prolonge sous forme de selles diarrhéiques pendant la journée. Cessation des vomissements. A 8 h. Temp. 36,8.

Le 18. État satisfaisant. Temp., matin, 36,5; soir, 37,9.

Le lendemain, le mieux continue et se maintient jusqu'à la guérison complète; pendant les jours suivants la température a été :

Le 19. Matin, 37,1; soir, 38°.

Le 20. Matin, 37,2; soir, 38,2.

Le 21. Matin, 37,1 ; soir, 38,5.

Le 22. Matin, 36,8 ; soir, 37,5.

Obs. XXII. — *Occlusion intestinale ancienne. — Gastrotomie. — Guérison.*

Boisseau (Eugène), 27 ans, peintre en bâtiments, entre à l'hôpital Lariboisière le 10 novembre 1870, salle Saint-Augustin, n° 21.

A fait beaucoup d'excès dans sa jeunesse; syphilitique. Il y a deux ans, pour la première fois, il fut pris de douleurs vives dans l'abdomen, avec constipation opiniâtre, suivie d'une diarrhée de longue durée. Depuis, ses fonctions digestives ont toujours souffert. Il est habituellement constipé (il a eu cinq attaques de colique de plomb).

Il y a six semaines, il fut pris de nouveau de douleurs abdominales avec constipation. Au bout de quinze jours, il y eut une légère amélioration, et il put aller faire son service de garde national. Il mangea un peu; mais presque aussitôt il fut pris de vomissements, qni, dit-il, étaient très-fétides quelques jours plus tard. Il prétend aussi que, malgré de nombreux purgatifs, il n'a pas été à la selle, et n'a pas rendu de gaz par l'anus depuis un mois (?).

Quoi qu'il en soit, son état est très-grave; le ventre est un peu ballonné, surtout au niveau de l'hypogastre, et les anses intestinales se dessinent sous les téguments, particulièrement pendant les coliques, qui sont fréquentes et très-douloureuses. La face a le type cholérique; la peau est refroidie, la voix faible, les urines rares. Temp. matin, 36,2; P. 44; soir, 36,6. P. 72, très-faible.

11 novembre. Insomnie complète, quelques vomissements dans la nuit. Grand abattement. La face est vultueuse, les yeux mornes, fixes, le ventre plus tendu qu'hier (tous les moyens thérapeutiques ont échoué). Temp. matin, 37°, P. 78; soir, 35,6, P. 82.

Le malade a rendu à peine 80 grammes d'urine depuis le matin; elle est très-chargée, rosacée.

Nouveaux vomissements fécaloïdes dans la soirée; pouls insensible, grande oppression, ventre uniformément tendu, très-ballonné; refroidissement de plus en plus marqué. Temp. à 9 h., 35,4.

M. Verneuil, malgré l'état désespéré du malade, se décide à pratiquer la gastrotomie dans la fosse iliaque gauche. Issue d'une quantité considérable de matières liquides, jaunâtres, mêlées de bulles gazeuses, d'une odeur infecte.

A minuit. Le ventre a diminué et s'est affaissé, il n'y a plus de coliques. Temp. 36°; P. 66, régulier.

Le 12. Nous ne décrirons pas jour par jour les diverses phases par lesquelles l'opéré a passé jusqu'à la fin du mois de novembre, époque de sa guérison définitive. Nous nous contenterons de signaler d'une manière générale l'issue régulière des matières par l'orifice artificiel, la cessation des vomissements et des douleurs, le retour progressif de l'appétit, le rétablissement des forces et de la sécrétion urinaire normale. Le seul accident qui ait marqué cette longue couvalescence, est un phlegmon de la paroi abdominale autour de la plaie, consécutif à l'infiltration d'une certaine quantité de matières dans le tissu cellulaire. Peu à peu l'orifice anormal s'est spontanément rétréci, en même temps que les matières reprenaient leur cours habituel. La plaie s'est complètement cicatrisée, sans qu'on ait eu recours à la suture.

Nous donnerons seulement la température pendant quelques jours, en faisant remarquer que l'élévation qu'elle présente est sans doute en rapport avec le phlegmon.

Le 12. Matin, 38,5; soir, 38,6.

Le 13. Matin, 38,4; début du phlegmon, soir, 38°.

Le 14. Matin, 38,6; soir, 38,6.

Le 15. Matin, 38,4; soir, 38,8.

Le 16. Matin, 38,8; soir, 38,6.

Le 17. Matin, 38,2; soir, 38,4.

La température se maintient ainsi au-dessus de 38°, jusqu'au 24 novembre, où le thermomètre marque : matin, 37,8; soir, 38,2.

Le 25. Matin, 37,2; soir, 37,8.

Il n'y a pas eu de nouvelle élévation.

Obs. XXIII. — *Hernie crurale étranglée. — Péritonite aiguë. — Mort.*

B... (Eugénie), 36 ans, entre le 11 avril 1870 à l'hôpital Lariboisière, salle Sainte-Marthe.

Elle porte depuis deux ans une hernie crurale, toujours facilement réductible, qui n'a jamais été maintenue par un bandage.

Elle est étranglée depuis vingt-quatre heures. Des tentatives d e taxis ont été faites sans résultat. Temp. 37,2.

La kélotomie est immédiatement pratiquée. Temp., 2 h. après, 37,4.

Dans la journée, la malade accuse des douleurs dans le ventre; il est sensible à la pression, un peu tendu. Temp., le soir, 38,4.

Le 12 avril. Nuit mauvaise. Augmentation des douleurs; la moindre pression est insupportable. Vomissements, hoquet; pouls misérable, face anxieuse, grippée. Temp., matin, 38°; dans la journée, 37,8; le soir, 38.

Mort dans la soirée.

Autopsie. Péritonite suraiguë.

Obs. XXIV. — *Hernie crurale étranglée. — Péritonite. — Mort.*

Robin (Victoire), 52 ans, entre le 14 décembre 1871 à l'hôpital Lariboisière, salle Sainte-Jeanne, n° 32.

Hernie crurale droite depuis seize ans, étranglée depuis trois jours. Suppression des selles, coliques ; ventre tendu, très-sensible ; vomissements fréquents. Temp. 37,4.

15 décembre. Mauvaise nuit. Vomissements fécaloïdes. Ventre très-douloureux. Cependant, pas d'aspect cholérique ni de refroidissement de la peau. Temp. 37,6.

Kélotomie ; hernie déjà phlegmoneuse, couches très-adhérentes. On établit un anus contre nature. Temp., le soir, 38°.

La malade est très-faible ; elle offre tous les symptômes locaux et généraux de la péritonite. Elle meurt le lendemain matin.

Autopsie. Péritonite aiguë. Pas d'épanchement stercoral. L'anse étranglée appartient à l'intestin grêle à 40 centimètres du cæcum.

OBS. XXV. — *Hernie inguinale interstitielle. — Perforation. — Péritonite suraiguë. — Mort.*

X..., 32 ans, journalier, entré à l'hôpital Lariboisière le 1er février 1871, salle Saint-Louis, n° 16.

Habituellement bien portant, allant régulièrement à la selle.

Hernie inguinale droite interstitielle, facilement réductible, depuis dix ans (coïncidence d'une hydrocèle enkystée du cordon du même côté), étranglée depuis le 30 janvier à trois heures du soir.

Elle a le volume d'une noix. Elle est très-douloureuse au toucher : le ventre est aussi très-sensible à la moindre pression, un peu tendu. Il y a déjà probablement une péritonite. Coliques vives ; pas de vomissements, mais nausées et éructations incessantes.

Pouls insensible, urines rares. Temp. (axill.) 37° ; (rect.) 38,4.

Mort dans la nuit.

Autopsie. Anneau assez large ; anse intestinale perforée au sommet en cul-de-poule. Péritonite suraiguë.

OBS. XXVI. — *Occlusion intestinale. — Gastrotomie. — Péritonite. — Mort.*

Anterre (Louise), entrée à l'hôpital Lariboisière, salle Sainte-Jeanne, le 31 juillet 1870.

D'une assez mauvaise santé, et habituellement constipée, elle dit n'être pas allée à la selle depuis dix-huit jours. Elle est très-faible, amaigrie ; le ventre est tendu, très-douloureux. Elle a vomi plusieurs fois des matières brunes fétides.

1er août. Temp., 37,1.

On pratique la gastrotomie.

Après l'opération : temp., 37 ; le soir, 37,6.

Le 2. Même état, pas d'amélioration. Ventre toujours douloureux. Signes évidents de péritonite. Temp. : matin, 37,9 ; soir, 38,4.

Le 3. La malade est presque agonisante. Temp., 39,2.

Mort à quatre heures du soir.

Autopsie. Cancer utérin. Bride péritonéale ancienne, étranglant une anse intestinale. Péritonite récente généralisée.

Obs. XXVII. — *Occlusion intestinale. — Péritonite. — Mort.*

X..., 42 ans, hôpital Lariboisière, salle Saint-Louis, service de M. Verneuil.

Il est malade depuis cinq jours. A une diarrhée très-opiniâtre a succédé une constipation que rien n'a pu vaincre.

Le mal a débuté par des coliques et des vomissements ; le quatrième jour, le ventre a commencé à augmenter considérablement de volume ; il est devenu très - douloureux ; l'urine s'écoulait très-difficilement ; il a fallu pratiquer le cathétérisme.

Au moment de son entrée, le malade est dans un état tel qu'on ne peut songer à aucune opération ; le ventre est très-ballonné et d'une excessive sensibilité ; vomissements, nausées, hoquet ; face anxieuse, amaigrie ; pouls petit, accéléré (110). Temp., 38. Le soir, 37,4 ; à une heure du matin, 37,5.

Mort à quatre heures du matin.

Antopsie. Adhérences anciennes de la fin de l'intestin grêle à la fosse iliaque droite ; torsion d'une anse intestinale sur elle-même ; péritonite généralisée.

Obs. XXVIII. (Communiquée par notre collègue Sevestre.) — *Hernie étranglée. — Péritonite herniaire avec gangrène de l'intestin. — Kélotomie tardive. — Mort.*

Le 4 août 1868 entre à la Maison de santé, service de M. Demarquay, un homme de 66 ans, jardinier, portant une grosse hernie inguino-scrotale, qui depuis quinze jours a donné lieu à des accidents.

L'apparition de la hernie remonte à une quinzaine d'années environ. Peu à peu la tumeur, mal soutenue par un suspensoir, était arrivée au volume des deux poings.

Le 1er août, dans la soirée, après un ou deux jours de malaise, le malade ressent dans la tumeur une douleur sourde, persistante ;

en même temps, vomissements qui continuent les jours suivants. Un médecin appelé le lendemain essaie inutilement le taxis. Même insuccès le 3 août. Cependant une partie de la masse herniée rentre dans l'abdomen le soir. Il ne reste plus qu'une petite grosseur du volume d'un œuf. Néanmoins, les vomissements persistent; mais ils n'ont nullement le caractère fécaloïde.

Le jour de l'entrée du malade à la Maison de santé, on pratique encore le taxis pendant près d'une demi-heure, mais sans résultat. Dans la nuit, les vomissements se reproduisent fréquemment. Douleurs vives dans l'abdomen.

Le 5 août. Même état. La hernie a repris son volume primitif. Elle est absolument irréductible ; la peau est rouge, douloureuse au toucher ; par la percussion, on reconnaît la présence d'une anse intestinale et d'épiploon. La glace, la compression au moyen du caoutchouc, les sangsues demeurent sans effet.

Le soir, le malade est très-faible, la voix est altérée ; le pouls petit, dépressible (72). Temp., 37.

Le 6. Temp., 36,6.

Le soir, continuation des vomissements. Toujours absence de selles. Douleurs abdominales aiguës ; abattement extrême, voix tout à fait éteinte, hoquet depuis deux ou trois heures. Temp., 36,7.

M. Demarquay pratique la kélotomie. — Le sac incisé laisse échapper des matières fétides ; l'anse intestinale, noirâtre, sphacélée, présente deux petites perforations.

Mort dans la nuit.

L'autopsie n'a pu être pratiquée.

Obs. XXIX. — *Hernie étranglée. — Péritonite. — Perforation. — Mort.*

X..., 63 ans, entre à l'hôpital Lariboisière le 7 janvier 1870, salle Sainte-Jeanne, n° 29.

Hernie crurale gauche, grosse comme une petite noix, rentrant ordinairement avec facilité et n'ayant jamais causé aucun accident.

Le dimanche 1er janvier, pendant un effort, la hernie sort brusquement, plus volumineuse que de coutume, et ne peut être réduite. Aussitôt coliques vives, vomissements quotidiens qui deviennent fécaloïdes. Suppression absolue des selles.

Aujourd'hui, prostration profonde, frissons et sentiment de froid général ; ventre ballonné, très-sensible à la pression ; hoquet et

Humbert.   7

nausées fréquentes; symptômes de péritonite; urines moins abondantes que de coutume.Temp., 37,4; à six heures, **37,2.**

M. Cusco pratique la kélotomie à onze heures du soir. La hernie est aplatie, assez dure, sans rougeur des téguments. Il n'y a pas eu de taxis préalable.

Le sac est très-épais, mais il ne renferme pas d'anse intestinale ; il est entouré d'un peu de liquide séro-purulent à sa face externe ; son orifice abdominal laisse échapper un peu de liquide d'apparence fécaloïde. M. Cusco pense que l'intestin s'est spontanément réduit en se perforant.

Grosse sonde à demeure dans l'orifice du sac. Opium.

Pronostic mortel.

Mort le lendemain matin.

Opposition à l'autopsie.

Obs. XXX. — *Hernie crurale étranglée. — Péritonite. — Mort.*

Horne (Henriette), 57 ans, entre le 7 février 1871 à l'hôpital Lariboisière, salle Sainte-Jeanne, n° 8.

Hernie crurale datant de dix ans, étranglée depuis le 4 février ; elle a le volume d'une noix. Coliques, douleurs abdominales vives à la pression, vomissements encore sans caractère.

Le 8 au matin, temp. axill., 37,6 ; vag., 37,9.

Le 9. Nuit assez mauvaise, vomissements persistants, ventre ballonné et très-douloureux, facies grippé, abattu ; peau sans souplesse; urines rares. Temp. axill., 36,6 ; vag., 37,9.

M. Verneuil pratique la kélotomie. L'intestin, dont les parois contenaient déjà deux petits abcès, est ouvert et laissé dans la plaie.

Le 10. Peu de matières sont sorties par l'orifice herniaire. Ventre toujours douloureux et tendu, peau froide, face creuse, immobile, pouls très-faible, aspect cholérique. — Temp. axill., 36,4 ; vag., 38.

Mort dans la journée.

Autopsie. — Anse d'intestin grêle en voie de sphacèle, étranglée par l'anneau crural. Péritonite aiguë (épanchement, fausses membranes, etc.), sans trace de perforation.

Obs. XXXI. — *Hernie crurale étranglée. — Péritonite. — Mort.*

S..., journalière, 36 ans, entre à l'hôpital Lariboisière, salle Sainte-Jeanne, n° 12, le 3 février 1870,

Il y a dix ans, pendant les efforts d'un premier accouchement, apparition dans l'aine droite d'une tumeur du volume d'une noix. Elle était réductible et resta stationnaire jusqu'au deuxième accouchement, où elle augmenta un peu ; une troisième couche n'amena aucun changement. La hernie était ordinairement maintenue par un bandage assez défectueux.

Il y a un mois, elle a commencé à grossir un peu ; en même temps parurent quelques troubles digestifs. Cependant, l'appétit était conservé, et les selles, quoique irrégulières, s'accomplissaient librement.

Elles sont absolument supprimées depuis quatre jours. Coliques violentes, vomissements répétés, irréductibilité absolue de la tumeur ; tentatives inutiles de taxis faites en ville, chez la malade.

3 février. La tumeur a le volume d'une tête de fœtus à terme. Elle est rétrécie et comme pédiculée à son point d'implantation. Elle siége au-dessous d'une ligne tirée de l'épine iliaque à l'épine du pubis ; elle est assez fluctuante à son sommet ; téguments un peu rouges. Douleurs assez vives au niveau de l'anneau ; ventre ballonné, sonore, douloureux à la pression. — Temp., 37,7.

Dans la journée, quelques vomissements verdâtres, un peu fétides. Exacerbation des douleurs abdominales. Un lavement purgatif n'a fait rendre qu'une petite quantité de matières, probablement du bout inférieur. — Le soir, temp., 36,7.

Le 4. Pas d'amélioration. Vomissements persistants, ventre encore plus tendu. Face anxieuse, grippée, pouls très-petit, misérable (90). — Temp., 36,6.

M. Verneuil se décide à pratiquer la kélotomie. Le sac laisse échapper quelques cuillerées de liquide sanguinolent (hématocèle due au taxis) ; l'anse intestinale est réduite ; l'épiploon réséqué à l'aide de l'écraseur.

Deux heures après l'opération : temp., 36,5.

Une selle peu abondante, à la suite d'un lavement purgatif. Encore des vomissements dans la journée. — A 6 h., temp., 36,5. — A 9 h., 36,2.

Peau et langue très-froides. Douleurs abdominales toujours très-vives. (Potion avec acétate d'ammoniaque).

Le 5. État stationnaire. — Temp. matin, 37,4. — Soir, 36,8.

Calomel à l'intérieur. Lavement purgatif. Une selle assez abondante.

Le 6. Face grippée, d'un jaune terreux ; yeux excavés ; ventre

très-ballonné et très-douloureux ; pouls fréquent, petit, inégal ;
nausées et vomissements continuels. — Temp., 36,4.

Deux gouttes d'huile de croton en quatre pilules ; peu d'effet.

Le soir, temp., 38.

Mort à dix heures du soir.

Autopsie. — Péritonite généralisée. Fausses membranes molles,
peu adhérentes, recouvrant tout le paquet intestinal. Epanchement
de liquide purulent.

L'anse intestinale réduite est violette, ardoisée ; même colora-
tion à sa face interne ; muqueuse ramollie, follicules isolés faisant
saillie sous forme de petits points blanchâtres, du volume d'une tête
d'épingle.

Foie mou, jaunâtre (dégénérescence graisseuse). Rate molle et
diffluente. — Reins fortement hyperémiés. — Poumons très-
congestionnés.

Obs. XXXII. (Communiquée par notre collègue Huchard). —
*Hernie étranglée. — Kélotomie. — Accidents septicémiques posté-
rieurs à l'opération. — Guérison.*

Bornier, 42 ans, entre le 22 juin 1868 à l'hôpital Beaujon. Il
porte une hernie inguinale depuis l'âge de 26 ans. Elle était maintenue par un bandage. Il le quitta il y a quelques jours, et le 19,
en faisant une chute, il sentit au niveau de la tumeur une douleur vive. La hernie sortit et ne put être réduite. Depuis, constipation opiniâtre, ventre un peu ballonné, vomissements alimentaires déjà un peu fétides depuis hier.

La tumeur est grosse comme un œuf de poule, douloureuse au
toucher et à la percussion ; elle rend un son tympanique ; la peau
n'est pas rouge.

Pouls petit, fréquent. Face et extrémités cyanosées, peau froide.
Grande faiblesse.

M. Richard pratique immédiatement la kélotomie et opère la
réduction.

24 juin. Même état qu'avant l'opération. Aspect cholérique
très-marqué. Pouls à peine perceptible, face violacée, refroidissement général. Pas de crampes ni de douleurs abdominales. Vomissements dans la nuit. Voix affaiblie, yeux excavés. Tendance
à l'assoupissement.

Dans la journée, le type cholérique s'accuse encore davantage ;
membres glacés, sueurs froides à la face. (Le malade éprouve

néanmoins une sensation de chaleur). Perte de l'élasticité cutanée. Le pli fait à la peau ne s'efface que lentement. Respiration suspirieuse, aphonie très-prononcée. Tache violacée au coude gauche, arborisations vasculaires aux jambes. Anurie.

Le 25. Une selle diarrhéique hier au soir, une autre dans la nuit. Toujours des vomissements. Aphonie complète. Membres sans chaleur.

L'abdomen est un peu tendu, tympanique, légèrement douloureux à la pression.

Le 26. Même état, avec un peu d'amélioration cependant. Les symptômes ont diminué d'intensité, sauf l'aphonie.

Le soir, la chaleur se relève un peu. Le malade a uriné plus abondamment. Le pouls a repris de l'ampleur.

Le 27 et les jours suivants, le mieux continue, mais lentement et progressivement. Les vomissements s'arrêtent, les selles s'établissent régulièrement. La température (qui malheureusement n'a pas été prise au début), ne s'écarte pas d'une moyenne normale.

2 juillet. L'eschare du coude se détache. Le malade est en pleine convalescence. Elle n'est troublée que par une diarrhée qui pendant plusieurs jours résiste à tout traitement.

Il part le 1er août pour Vincennes.

Obs. XXXIII. — *Arrêt des matières intestinales sans étranglement proprement dit.* — *Accidents septicémiques.* — *Mort.*

Tano (Gaudens), 62 ans, glacier, entre le 1er mai 1871, à l'hôpital Lariboisière, salle Saint-Louis, n° 9.

Bonne constitution, bonne santé habituelle. Hernie ancienne volumineuse (inguinale droite) facilement réductible.

Malade depuis quinze jours environ. Depuis huit jours n'a pas été à la selle; coliques, vomissements sans caractère d'abord, puis fécaloïdes.

La hernie est volumineuse. Le 2 mai, M. Verneuil pratique le taxis et la réduit.

Avant la réduction, le malade était dans l'état suivant : prostration, adynamie complète; face anxieuse, hébétée; parole difficile, embarrassée; langue sèche et noire, froide; vomissements brunâtres, fécaloïdes; ventre un peu ballonné, sensible à la pression; urines rares, très-albumineuses (cependant pas d'œdème local ou général). Peau froide, extrémités violacées; temp., 36, 6.

Aucun de ces symptômes ne s'étant amendé après la réduction facile de la hernie, M. Verneuil, considérant surtout l'état des urines, pense un moment à une affection rénale.

Le soir, le malade n'a pas encore été à la selle ; temp.,37°.

3 mai. Encore des vomissements fécaloïdes ; temp., 36°.

Le soir. Même état ; temp., 34,6.

Mort à sept heures du soir.

Autopsie. L'orifice du sac est très-large. Il contient environ 50 centimètres d'anses intestinales, qui y sont rentrées spontanément, et qui y sont très-comprimées, surtout au niveau du collet. Elles ne présentent aucune adhérence, aucunes des lésions ordinaires de l'étranglement. Leur couleur est seulement plus foncée que le reste de l'intestin. Pas de trace de péritonite.

L'intestin, au-dessus des anses herniées, est distendu, rempli de gaz et de matières fétides. Ces anses baignent dans un liquide séro-sanguin contenu dans le sac; leurs parois sont épaissies, leur calibre diminué; la muqueuse est injectée et un peu boursouflée.

Reins offrant les signes d'une néphrite ancienne, petits, graisseux. Rate très-congestionnée, apoplectique. Poumons congestionnés. Les autres organes sont sains.

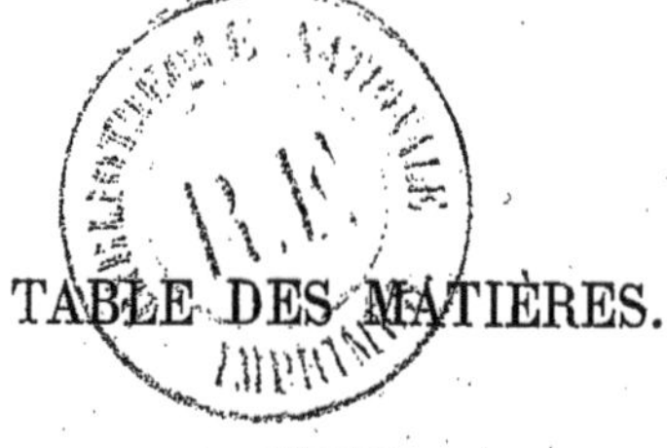

TABLE DES MATIÈRES.

Paris. A. Parent, imprimeur de la Faculté de Médecine, rue M^r-le-Prince, 31.

LIBRAIRIE J.-B BAILLIÈRE ET FILS.

CZERMAK. Du laryngoscope et de son emploi en physiologie et en médecine, 1860, in-8 avec deux planches gravées et 31 figures.   3 fr. 50

GALEZOWSKI (X.) Traité des maladies des yeux, 1871, 1 vol. in-8 de XVI-896 pages avec 416 figures.   20 fr.

GAUJOT (G.) et SPILLMANN (E.). Arsenal de la chirurgie contemporaine, description, mode d'emploi et appréciation des appareils et instruments en usage pour le diagnostic et le traitement des maladies chirurgicales, l'orthopédie, la prothèse, les opérations simples, générales, spéciales et obstétricales, par G. GAUJOT, et E. SPILLMANN, médecins-majors, professeurs à l'Ecole de médecine militaire (Val-de-Grâce). Paris, 1867-72, 2 vol. in-8 de chacun 800 pages, avec 1855 fig.   32 fr.
Séparément : Tome II, pour les souscripteurs, par E. SPILLMANN.   18 fr.

LORAIN (P.). Études de médecine clinique faites avec l'aide de la méthode graphique et des appareils enregistreurs. **Le pouls,** ses variations et ses formes diverses dans les maladies. Paris, 1870, 1 vol. gr. in-8 de 372 pages avec 488 fig.   10 fr.

MANDL. Traité pratique des maladies du larynx et du pharynx, par le Dr L. MANDL. Paris, 1872, 1 vol. in-8 de XX-816 pag. avec 164 fig. et 7 planches coloriées, cart.   18 fr.

RACLE. Traité de diagnostic médical. Guide clinique pour l'étude des signes caractéristiques des maladies, contenant un Précis des procédés physiques et chimiques d'exploration clinique, *Cinquième édition*, présentant l'Exposé des travaux les plus récents, par le Dr Ch. FERNET, médecin des hôpitaux, professeur agrégé à la Faculté. Paris, 1873. 1 vol. in-18 de XII-766 pag., avec 64 fig.   6 fr.

RINDFLEISCH. Traité d'histologie pathologique, par le Dr RINDFLEISCH, professeur d'anatomie pathologique à l'Université de Bonn. Traduit de la seconde édition allemande et annoté par le Dr Frédéric GROSS, professeur agrégé de la Faculté de médecine de Nancy. 1873. 1 gr. vol. in-8 de 740 pages, avec 268 figures intercalées dans le texte.   14 fr.

TROUSSEAU. Clinique médicale de l'Hôtel-Dieu de Paris, *Quatrième édition*, publiée par les soins de M. Michel PETER, professeur agrégé à la Faculté de médecine. Paris, 1873, 3 vol. in-8 de chacun 800 pages, avec un portrait de l'auteur.   32 fr.

WOILLEZ. Dictionnaire de diagnostic médical, comprenant le diagnostic raisonné de chaque maladie, leurs signes, les méthodes d'exploration et l'étude du diagnostic par organe et par région, par E.-J. WOILLEZ, médecin de l'hôpital Lariboisière, *Deuxième édition*, présentant l'exposé des travaux les plus récents. Paris, 1870, in-8 de VI-1114 pages, avec 310 figures.   16 fr.

WUNDT. Traité élémentaire de physique médicale, par le Dr WUNDT, professeur à l'Université de Heidelberg, traduit avec nombreuses additions, par le Dr Ferd. MONOYER, professeur agrégé de physique médicale à la Faculté de médecine de Strasbourg. Paris, 1871, 1 vol. in-8 de 704 pages avec 596 figures y compris 1 planche en chromolith.   12 fr.

Paris. — A. PARENT, imprimeur de la Faculté de médecine, rue Monsieur-le-Prince, 31.

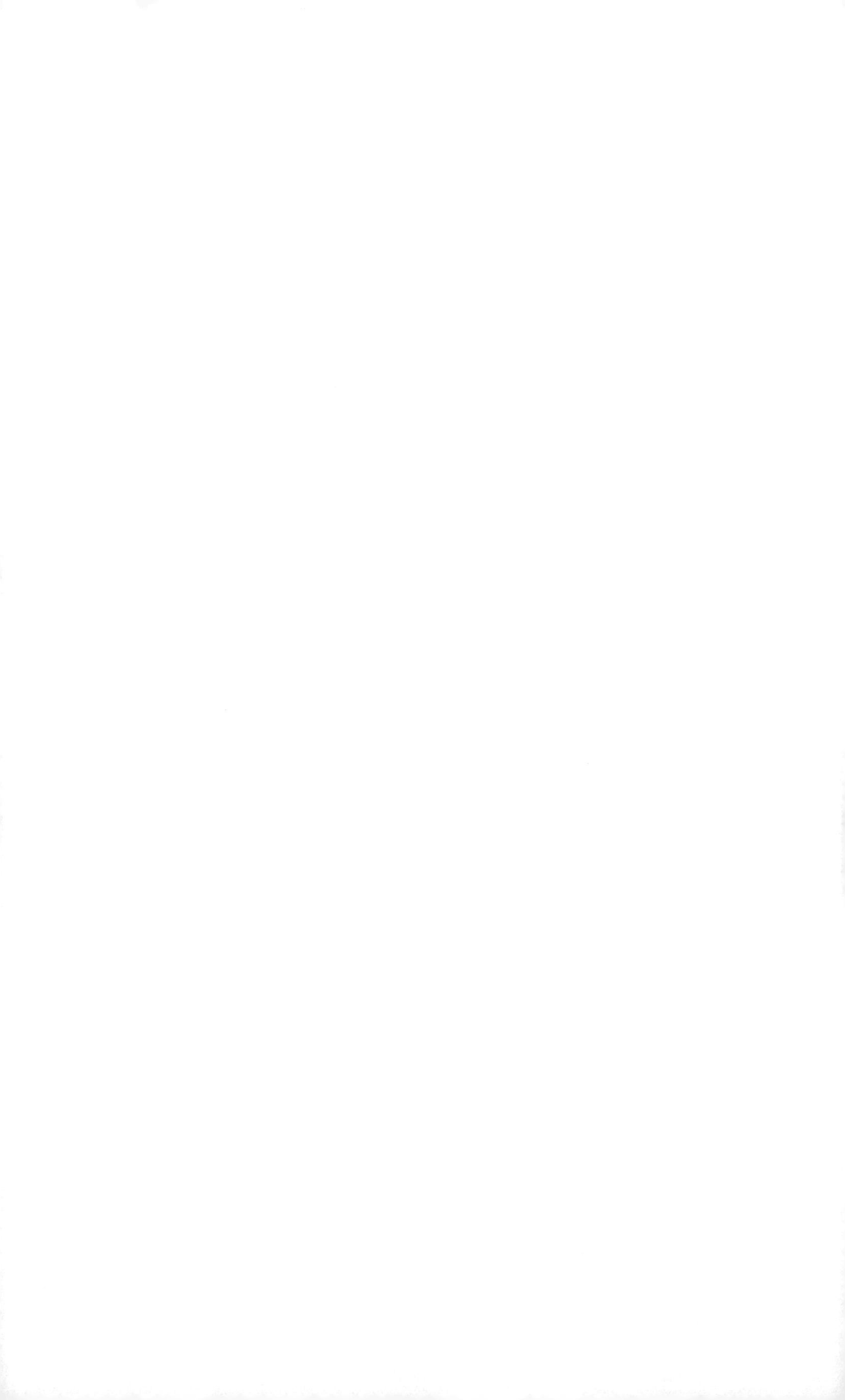

www.ingramcontent.com/pod-product-compliance
Ingram Content Group UK Ltd.
Pitfield, Milton Keynes, MK11 3LW, UK
UKHW022320070726
13614UKWH00002B/853